武术伤科集萃

洪敦耕　编著

北京体育大学出版社

策划编辑：苏丽敏　吴海燕

责任编辑：秦德斌

责任校对：吴海燕

版式设计：博文宏图

插图绘画：樊家军

图书在版编目（CIP）数据

武术伤科集萃／洪敦耕编著. – 北京：北京体育大学出版社，2016.3（2021.10重印）

ISBN 978 – 7 – 5644 – 2214 – 1

Ⅰ.①武…　Ⅱ.①洪…　Ⅲ.①伤科方 – 汇编　Ⅳ.①R289.6

中国版本图书馆CIP数据核字（2016）第043709号

武术伤科集萃　　　　　　　　　　　　　　　　洪敦耕　编著

出版发行：北京体育大学出版社

地　　址：北京海淀区农大南路1号院2号楼2层办公B-212

邮　　编：100084

网　　址：http://cbs.bsu.edu.cn

发 行 部：010-62989320

邮 购 部：北京体育大学出版社读者服务部 010-62989432

印　　刷：北京昌联印刷有限公司

开　　本：880mm×1230mm　　1/32

成品尺寸：148mm×210mm

印　　张：5.5

字　　数：176千字

版　　次：2016年4月第1版

印　　次：2021年10月第3次印刷

定　　价：25.00元

本书如有印装质量问题，请与出版社联系调换

版权所有·侵权必究

作者简介

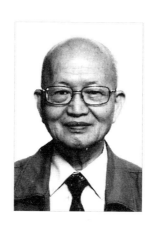

　　洪敦耕，1938 年出生于厦门，出身中医世家。童年承教于漳州硕儒王作人先生。自幼嗜武，先后拜孙振环、柯金木、万籁声为师。

　　1959 年曾在北京国家体委武术班受训。1964 年毕业于福建中医学院，并留校任教。"文革"中下放调入漳州市中医院。业余积极推广武术运动。1983 年被评为"全国千名优秀武术辅导员"。

　　曾任福建武术代表队教练，省、市多届武

术比赛总裁判长。曾荣获全国武术比赛南拳第 5 名，华东区武术比赛南拳冠军，全国第二届高校武术比赛表演项目第 1 名。

1985 年移居香港，以行医教拳为生，并先后在香港中医学会等社团、香港大学及香港浸会大学教授中医课程。退休后在药房驻诊。曾被聘为香港福建体育会及香港厦门联谊总会顾问、新加坡中医中药联合会名誉顾问。1998 年荣获"全国医药界精英奖"。2010 年获国际南少林五祖拳联谊总会授予的"荣誉十段"殊荣。

洪敦耕从事医武教学工作五十多年，教医教拳，桃李满门，是中国著名的武术家与中医教授。已出版医武方面著作 20 部。应中国文化研究院之邀，在中国文化新闻网站（www. chi-culture.net）上撰文介绍中国武术。其事迹被载入《中国武术人名辞典》《中国当代武林人物志》《中国当代医药界名人录》《中国当代医药名人》《福建武术人物志》及《漳州武术人物志》等典籍。

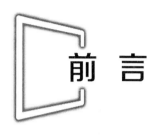

前 言

　　武术与中医都是中华传统文化这棵大树的分支。武术与中医旧称国术与国医，被纳入国粹范围。所谓"国粹"，是指我国固有文化中的精华。如国学、国语、国乐、国画等，统称为"国粹"。

　　近百年来，随着时代的演进，西学的冲击，"国粹"面临严峻的挑战，武术与中医亦不例外，其中演变可暂置勿论。就以中医骨伤科来说，传统的"武医结合"已日渐式微。

　　何谓"武医结合"？且听广东武林谚语："未学功夫，先学跌打。"福建武林谚语："未学打人，先学被打。"二者的意思都是说："练武者在练武过程中难免损伤，或与人比武难免受伤，在旧时代求医不易，所以练武者必须同时习医，懂得自治自救，比单纯武艺高强者更胜一筹。这是旧时代社会现象的反映，所以有不少武林前辈都是武医兼擅的，如王子平、郑怀贤、沙国政、蔡玉鸣、杨捷玉、黄其龙、于宝善、王景春、庄子深、章宝春、林如高。本人正式拜师的三位老师，其中二位（柯金木、万籁声）都是武医兼擅，而且是以骨伤科为职业的。本人除继承家学外，也秉承师传。于1964年福建中医学院（今称福建中医药大学）毕业后留校任教，成为母校第一任的骨伤科教师。之后几十年行医、教学，亦以骨伤科为主。可是这种"武医结合"的传统（也称"武术伤科"流派）到现在已逐渐消失了。主要原因是现在社会的骨伤科医师都是中医药大学毕业的，他们极少练武出身，对武术也缺乏兴趣，只是向中西医结合治疗骨折的新技术方向发展。另一方面，社会上少数父子、师徒相传的骨伤人才不获政府承认，不能开业行医，长此以往，"武医结合"的骨伤科人才必将为时代所淘汰，令人惋惜！有见及此，本人曾在有关文章呼吁，建议中医药大学骨伤科专业的学生，把武术列为必修科，把武术与骨伤科结合起来，使"武医结合"的优良传统在中医西化的浪潮中不致湮没，在国际医学领域中体现出中医骨伤科的特色。至于体育大学的武术专业学生，也希望能有中医骨伤科的辅助课程，将来毕业后从事武术教学时，对运动损伤的防治有更深刻的认识。本书介绍跌打损伤的常见疾患，把家传、师传的秘方，以及笔者行医五十多年的验方，公诸于世。读者按症选方，跌打损伤可以自疗，不必望医兴叹！利己助人，何乐而不为？

以上所说，就是笔者编写本书的宗旨，书中如有错漏不当之处，还望读者给予指正。本书的出版，承蒙韩金龙师侄推荐与关注，学生贾建欣、郭浩炘、郭永康、蔡义滨、李纯协助，谨致谢意。

洪敦耕识于香港华丰国医国药中心
2015 年重阳

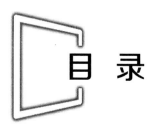

目　录

上篇　武医结合纵横谈

中篇　跌打损伤自疗法

下篇　诊余随笔

附 录

上篇 武医结合纵横谈

武术伤科源远流长

在中国，人们只要谈起伤科（又称正骨科），就会涉及到一个传统的体育项目，这就是武术，也称国术，广东人叫"功夫"。因为伤科医生很多都是武林高手，为什么会有这种情况呢？这要从头谈起。

武术在中国渊源甚古，内容丰富多彩。它是由徒手的踢打摔拿，以及器械的劈扎击刺等攻防动作所组成的。在古代是用来打仗的。之后发展成为两大类，一类是具有攻防格斗实用性的技术；另一类则是适应竞赛表演，以套路为主的技术。不论是格斗或表演，伤筋动骨的情况很多，因此，防治损伤的技术同时产生和发展。

隋唐时代，太医署设有按摩科，"按摩博士一人，按摩师四人，掌管导引之法以除疾，损伤折跌者正之"。也就是说按摩医生要教病人体疗的方法及如何防治疾病，对损伤骨折脱臼也要负责整复。那么，按摩师自己要练功夫是完全可以想象的。宋代医学分九科，把疮肿（外科）与折疡、伤科合在一起。元代由于战乱频仍，使骨伤科有了进一步的发展，并使正骨科成为独立的专科。但因历史原因，出现不少"儒医"，在重文轻武思想的影响下，骨伤科逐渐被轻视而流传于"下甲人"手中。据《宋史》记载，下甲人是指社会上的"下等人"，如流浪江湖的卖艺人、拳师、工匠等。在宋代名画《清明上河图》中，对此有生动的写照：伤科医者在街边给患者治伤，助手拿着膏药准备敷贴。日本《皇汉医学丛书》有滨田医官二宫彦所著的《中国接骨图说》一书，序言中说："我长崎有杏荫斋先生，其人原武弁，姓吉原名元栋，字隆仙，达于所谓死活拳法，今隐于方伎，以按摩为业，因其所得拳法，潜心正骨多年，终得其奥妙，合缝接折，其效不可胜记也。"说明日本的正骨手法是由中国低级武官所传。

在伤科治疗方面，清代徐灵胎《医学源流论》说过："疡科之法，全在外治，其手法必有传接……故外科多以传授为主。"且正骨上髃需要一定体力，又非一般儒医所可胜任。其服务对象又多是劳动者（损伤机会较多）。是以在民间形成了一个与武术有密切联系的伤科，称之为"武术伤科"亦可。《救伤秘旨》序言中说："从王事，赴疆场，矢刀交下，旗鼓相当，虽智勇之将，难保无伤，不治则死，得治则生。"所以在军队或武术团体内，必有治伤之人才出现，或专职或兼职。直到近代，军队中才出现专门的军医。

由于操伤科者多是"下等人"，因而伤科之书不多见。有部份伤科治验是与拳术的内容合成一册，而冠以"少林寺"之名，故有学者称之为"少林寺伤科学派"。明代异远真人著《跌打妙方》、清代赵廷海著《救伤秘旨》、江考卿著《江氏伤科方书》都是比较实用的伤科专著。此外，钱秀昌的《伤科补要》、胡廷光的《伤科汇纂》，以及《医宗金鉴·正骨心法要旨》都是总结性的文献，有很大的参考价值。至于民间流传的少林寺僧《伤科秘方》《国技大观》之类也足资参考。

应当指出的是，"武术伤科"也和武术一样，在师徒相授的情况下代代相传，形成了保守的风气。因此，有不少经验的总结未能公开问世，而是以手抄的形式流传下来。在这里穿插一段小故事。

清代小说《七侠五义》中有一个彻地鼠韩彰，既精武艺，又谙伤科，善打毒药飞镖，平时自制解毒药丸，随身携带备用。有一次，解毒药丸被人骗走，而不慎被人打中毒镖，住宿荒郊旅店，自己无法进城配药，唯恐秘方泄露，乃叫三个伙计至三个药店去买药，买了三包药回来，他再从中拣出几味煎服。类似这种情况，笔者也有亲身的经历。由于这种陋习的影响，致使伤科流派之间不能互相交流，各承家技，始终循旧，甚至失传。

中国近代有众多"武术伤科"的著名人物，如已故的王子平、郑怀贤、杜自明、葛云彬、刘寿山、魏指薪等。杜自明在《中医正骨经验概述》中指出："过去的正骨医生，多擅长国术武功，而擅长国术武功者，又多能正骨。究其原因，凡操练武功国术者，平素容易受伤，久之则熟悉救治方法，此其一；凡作正骨科医生，必须身强力壮，方能牵开错位，整复骨折，故平素多习武功国术，以图身强而胜任工作，此其二。"

但应该指出，由于时代不同，目前的不少伤科医生是院校毕业的医学生，未必人人擅长武术。同样，不少武术运动员、教练员也是科班出身，他们所学的专业是武术，未必人人擅长正骨。作为中华武术与伤科有密切联系的后继之人，有必要保持这种优良传统。是故笔者建议，在全国各中医药大学骨伤科专业都应加上武术课程。并列为必修科，未达水准，不能毕业。这样培养出来的人材，就是武术伤科的新一代。至于武术专业的毕业生，对骨伤科有兴趣者，可参加业余进修，掌握伤科知识，一样可以为患者服务。

万师在《万籁声回忆录·王师荣标轶闻》中忆述，他因右踝关节脱位，经王师治愈。"我伤愈后，想到学武之人，常有跌打损伤，专懂药性不行，尤其是伤科上，接骨脱位手术和内伤接骨方剂，科学虽至今日水准，即欧西医学，亦未完全充分发挥，我定要将这门医学全盘接受下来。下定了决心，遂向赵师说：'可否介绍我向王师学学伤科？'赵师然之。我遂买了一些礼物，向王师求教。王师允诺，即将平生经验和手术一一传给我。"

我的三位武术老师中，柯金木与万籁声都是著名的伤科医生。所以我也希望我的传人学习伤科知识，能当上正式医生更好，不可能的话，可用学到的知识，利己利人，何乐而不为？

广东武林谚语："未学功夫，先学跌打。"用闽南话讲这句谚语叫做"未学拳头，先学跌打"，跌打即伤科。此语流行于广东珠江流域一带。武术，粤人叫"功夫"；闽人叫"拳头"。

童年学武，曾听厦门老人家说过："未学打人，先学给人打。"意思相同。盖练武之人，难免发生跌打损伤或比武时被打伤。在旧时代，就医十分困难，如果练武之人，具有诊治跌打损伤的本领，万一练功或比武时受伤，可以自疗，也可为民众诊治这方面的疾患，很受欢迎，所以民间流传着这句话。

以我愚见，并非"先学跌打"，如果老师是跌打医生的话，自然在练武的同时，会把伤科知识教给你，而且希望你将来亦武亦医。所以实际上并无先后，此语应作"学功夫同时学跌打"，所谓"先学"是强调其重要性而已。

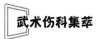

西湖桥畔闲话伤科

星期日早晨，福州市的西湖公园春光明媚，湖水青碧如镜，垂柳摇青，远山含翠，游人络绎不绝。

福建省体工队武术运动员小陈与福建中医学院伤科教研室洪老师在跨虹桥上相遇。一阵问候之后，小陈说："洪老师，我的脚扭伤已经两三个月了，到现在还没有好，您给我看一下好吗？"洪老师说："好的。"两人走到湖边，小陈坐在石凳上，脱下右脚的鞋袜。洪老师蹲了下来，用手摸了踝关节，转动一下，问道："这样会痛吗？"

"有一点，就是用力会痛，影响了我这次省武术比赛的成绩。要是好不了，过几个月参加全国武术比赛，成绩也肯定上不去！"

"你到医院看过吗？"洪老师边做按摩边问。

"看过。本来一扭伤就要去找您，听说您去乡下巡回医疗，也不知几时回来。"

洪老师看到小陈踝关节肿胀未愈，说道："这是因为刚扭伤时没有及时处理，踝关节外侧副韧带周围的淤血逐渐机化，局部变硬，肿胀就很难消退了。"

"现在怎么办？能治好吗？"小陈着急地问。

"可以治好，你星期二下午到附属医院伤科找我。"

洪老师站了起来，若有所思地说："当时扭伤如果处理得好，就不会拖成这样。学武术兼学一点伤科，很有好处。"

小陈穿好鞋袜，请洪老师坐下来。平日洪老师有时到武术队去，和大家总是有说有笑。今天西湖公园春色宜人，不免闲谈一番。

洪老师说："中医伤科学是研究防治骨关节及其周围软组织的损伤和疾患的学科。在武术运动中，难免会发生伤筋动骨之类的损伤。所以，许多伤科的宝贵经验及方药掌握在武术家的手里。历代武术名家，有不少也是精通伤科的医生，如清代的赵廷海、钱秀昌、胡廷光等人，都有著作流传后世。当代的王子平、郑怀贤等，也是著名的武术家兼伤科专家。我省武术前辈，我的老师万籁声，在伤科方面也有丰富的经验。他治好了很多跌打损伤疑难重症，还著书立说，广授门徒。再说武术中的气功、擒拿、分筋、错骨、点穴、闭气等技术，都要具有一定的医学知识，才能学好。"

小陈听了感到很新鲜，急着插话："洪老师，您是我省老武术运动员，现在又是伤科学讲师，您的经验一定很丰富，您再说说吧！"

洪老师接着说："伤科临床技术，以接骨、上髎、理筋为主。所以《医宗金鉴》说手法是'正骨之首务'。伤科医生接骨上髎，必须用力气，并要站好一定的姿势，才能达到'法之所施，使患者不知其苦，方称为手法也'，所以要求伤科医生要有健壮的体格，才能搞好工作。进行各种体育锻炼当然可以增强体质，但是根据伤科技术的特点，如能学习武术，对专业技术的提高必定益处更大。清代《伤科汇纂·上髎歌诀》也指出关节脱位的整复是'全凭手法及身功'，所以学伤科要医武结合。"

小陈高兴地说："洪老师，您这么一讲，我对伤科也发生了兴趣，请您告诉我怎样才能学会伤科。"

洪老师说："要想学会伤科，就要遵循理论联系实际的原则，首先学习伤科的理论，能够进入中医院校或伤科学习班当然是最理想的。没有这个条件，只要具备初中毕业的文化程度，也可以自学。伤科理论是从中医基础理论发展起来的，随着时代的前进，学习中医伤科也要懂得西医的解剖学、生理学等知识。其次，要在临床实践中锻炼，有伤科医生给予指导，通过一段时间的实习，就能学会伤科这门技术。"

小陈站起来，恳切地说："洪老师，您教我学伤科好吗？"洪老师习惯地扶一下那黑框眼镜，看看小陈那一股热心求学的表情，欣然同意，说道："好的，不过伤科技术也不是一两天就可以学会的，要有决心和持恒的精神。我每逢星期六晚上教你一次，欢迎你到我家来。"

小陈是个二十岁出头、生龙活虎的小伙子，高中毕业后进入体工队。整天耍枪弄棍，现在要坐下来学医，自然感到有些犹豫，便说："我就怕学不成功！"

洪老师站了起来，亲切地拍着小陈那结实的肩膀，说道："天下无难事，只怕有心人嘛！有道是'莫谓海角天涯远，但肯摇鞭有到时'。"

小陈高兴地笑了，和洪老师握手道别。这时，煦阳当空，蓦见湖边桃李已绽蕾吐艳，含笑枝头，几只春燕拂柳而过。小陈在回家的路上，感到步履特别轻快，好像踝关节的肿痛已经消失了。

【注】本文写作于 1965 年，当时作者执教于福建中医学院伤科教研室。

重返母校再展拳脚

——参加全国第二届高等学校武术比赛感想

由福建中医学院主办的全国第二届高等学校武术比赛，1995 年10 月 12 日至 15 日在福州市举行。我自 1983 年至今未曾返回母校。这次，承蒙朱旭书记、杜健院长、朱正先生的邀请，重返母校，参加表演赛。拜会了中国武术协会主席张耀庭、台北武园集团总裁黄善德先生，以及国家教委体育卫生与艺术教育司、福建省人民政府、省教委、省体委的官员，还有港、澳、台地区和海外人士，感到十分荣幸。回到香港后，写了几条参赛的感想。

一、此次大会本着以育人为宗旨，突出教育特色，讲求综合效益，充分体现"团结、奋进、文明、育人"的精神。我想，大学是培养高级专业人才的地方，在人才结构上，体育是重要一环。武术是体育项目之一，开展武术运动，不需昂贵设备，不需很大场地，男女老少，皆可参加，是其特点。因此，在高校开展武术运动，对培养学生的全面发展，可说是最佳的选择。母校此举对今后高校武术运动的开展，无疑起了良好的带头作用，可喜可贺！

二、母校主办这届比赛，得到香港金丰盛投资有限公司董事、总经理洪祖杭，香港朱正创立的朱梅南奖教助学基金，福建房地产开发总公司，福建嘉信物业代理有限公司董事长许天楚，福州华仁堂药业有限公司董事长戴端正，印尼泗水市施金城，福建中医学院台湾校友会会长吴正雄，福清东海养鳗场等单位与个人的赞助，得以顺利进行。可见武术运动已获得社会贤达、群众团体的关怀与支持。我还看到丁氏兄弟捐建的体育馆、福建中医学院旅港校友会会长苏晋南等人捐建的杏苑科学馆和艺术雕塑，矗立在绿树成荫、花团锦簇的校园里。我谨以个人名义，衷心地感谢他们，希望今后有更多的人来关怀武术，支持武术，使武术这朵民族之花开得更加灿烂绚丽。

三、高校开展武术教学并非自今日始，不过，在我 1958 年进入中医学院的时候，大学生练武的确很少见。旧社会普遍认为练武者性格粗野，与大学生文质彬彬的形象格格不入。现在武术能在高校蓬勃开展，并受到大学生的喜爱，这种现象，从根本上改变了旧社会对武术的偏见。今天，当我看到校园里的"刀光剑影"，看到武术后继有人，抚今追昔，不禁感慨系之，而又欣慰之至。

四、对母校今后开展武术略述浅见。武术是诸多体育项目之一，在开展武术的同时，不可排斥田径、球类、游泳等项目，而只把武术列为重点。武术应以太极拳类为主。骨伤、针灸、推拿专业的学生，可以多安排武术课时。授课内容应以基本功（特别是体能的训练，如臂力、指力等）和传统套路为主。武术中的擒拿术、点穴术等，与骨伤、推拿专业关系更为密切，应对学生加以训练，让学生毕业后技术别具风格，办出中医学院骨伤科的特色。福建省已故著名骨伤专家章宝春、林如高、万籁声，都是医武结合的高手，这个传统应当继承与发扬。

五、大学是培养专业人才的地方，自然有各种不同的专业。大学生练武，主要目的是增强体质，除高等体育院校武术专业的学生外，其他系科的学生，应以本专业课程为主，以练武为辅，不可因高校武术热而喧宾夺主，荒废专业。先师万籁声说过："普及武术，并不敢希望人人成为武术家，只希望人人都会这几下，心身健康，更借此作为国际友谊纽带的一环。"这也是笔者所期望的。

六、这次重返母校，拜访了以前的老师、同学、同事，难免有

"昔年亲友半凋零"之感。据调查报告，全国高级知识分子的健康情况令人担忧。武术是中华民族的国宝之一。开展武术运动不单是学生们的事，还应提倡和带领教职员工来参加，年纪大些的，打打太极，练练气功，对身体健康必定会有所帮助。

最后，感谢大会全体工作人员、裁判人员付出的辛勤劳动，感谢母校的热情款待。当客机飞离福州上空之际，我凭窗眺望万里晴空，向母校师生说一声："再见！"但愿人长久，来日再相逢！

（本文刊载于《武林》杂志 1996 年第 4 期）

江湖医术叫化传艺

"江湖"一词，按《辞海》解释：①旧指隐士的居处。《南史·隐逸传上》："或遁迹江湖之上。"②泛指四方各地。如：走江湖。杜牧《遣怀》诗："落魄江湖载酒行。"此外，宋代范仲淹《岳阳楼记》有"居庙堂之高，则忧其民；处江湖之远，则忧其君"的名句。至于"江湖医术"的定义，据《江湖医术辨析》中说[注1]："江湖，旧时指到处流浪，靠卖艺、卖药等为生的人，也指这种人所从事的行业。在江湖的行行当当中，有一种曾为中医药的形成与发展、中华民族繁荣昌盛作出过特殊贡献的行业'疲门'[注2]……在科学技术落后，缺医少药的时代，江湖医、走方医确实起过积极作用……社会在进步……江湖医术几乎成了愚昧无知，欺骗害人的把戏。就今天而言，江湖医术是古代医学技术与骗术的糅合物。"

《江湖八大门》[注3]中说："疲门虽分十八，但做生意的方法，不像九种惊门，各有不同。而是内、外、妇、儿诸科，均采取同一模式。这个模式，老海总结为'擒、拿、遣、打、迎、送、钩、盖'八字。"擒""拿"与迎，指招徕病人；"遣""送"指对付病人；"打"指要钱；"钩""盖"指如何掩盖。其实这八字，各门皆然，仅具体行动有所差别而已。在旧社会，江湖八大门是一个十分复杂的群体，殊不易谈。'十年可中一秀才、十年难学一江湖'，从知江湖之难！"

江湖医生有一套独特的开业术叫做"里"，而真实的医术叫做

"尖"。并说"里中尖，赛神仙；尖中里，了不起"。所谓"里中尖"，是指善于应酬而医术次之；"尖中里"，是指以医术为主而兼及应酬。总的意思是两者必须相兼而行。精医术又善应酬，就是"神仙"了，就"了不起"了！江湖医术，除去行骗的部分内容不说，其用药确有独到之处，故民谚有云："单方独味，气死名医。"

廖育群著《医者意也》一书中，有一篇文章"叫化传艺"，摘录于后，由此亦可见"江湖医术"之一斑。

据司马迁《史记》讲，先秦时期著名医家扁鹊的独特医疗技艺，乃是得自异人长桑君的传授。而长桑君之所以将自己的"绝技"传授给扁鹊，其原因在于身为馆舍管理员的扁鹊，礼待他十年有加……

我的故乡在三峡之滨的崇山峻岭之中，以"昭君故里"而闻名的湖北省兴山县。舅爷家世代为医，并开有自家经营的药店。由于乐善好施，所以在当时也算得上是当地名声不错的乡绅之一。

听父亲讲：某日有叫化上门讨饭，饱食一餐之后仍不肯离去，要求寄宿一段时间。此后叫化每日随伙计吃住，既无人驱赶他，也没有人注意他。一日，叫化让伙计将舅爷请来，声称自己要走了。舅爷笑道："要走就走，莫非我还留你不成？"叫化道："我吃了你家这许多时光的饭，总要有所回报，以示感谢才好。"舅爷一副漫不经心的样子说："你一个叫化子，能有什么东西用来谢我？"叫化亦笑着说："彭先生，你治病卖药，我传你些看病的本领如何？"随即言说一二。这时舅爷才意识到遇到异人了！此后自然是设宴摆酒、礼遇款待，听其传授……

类似的故事也发生在笔者家族里，待我从头说来。

先外祖父杨吉德，清光绪年间在故乡（福建省龙海市角美杨厝）行医，并开设一间小药店。其为人性情柔和，谦恭礼让，凡乡间义举及排难解纷事，则踊跃以赴。某日有一群叫化流浪到杨厝，其中有一中年男丐，因病不能再随群丐远走，乃暂宿于陈圣王庙内。杨公知情，乃主动为其诊治，煎好汤药，叫婢女送服，并给予三餐饭食。

数日后，男丐病愈，感杨公之恩，前来告辞，说道："行乞江湖，身染时疫，幸遇恩公，救回一命，无以为报。恩公乃良医也，我有少林寺跌打秘方传授给你。"乃从破烂衣袋中掏出一张处方纸，交给杨公，跪地磕头，杨公扶起让坐又送盘缠，从此一别。

这张少林寺跌打秘方是散剂，外祖父为命名"跌打内伤散"，在杨吉德药房出售，通治一切跌打损伤，功效显著。自清代光绪年间为福建龙溪村民所信赖，口碑载道。该方见本书"伤科常见病附方"二十九"。

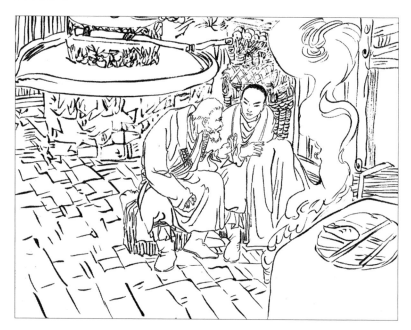

本文开头摘录的故事，还有下文，读者欲知其详，请参阅廖育群原著。此类"叫化传艺"的故事，在旧时代时有发生。武术界也有

此类故事，请参阅拙著《武林琐谈》："乞丐棍法流传至今"与"安徽凤阳婆"。

扁鹊的故事出自《史记》，流传千百年，足见民间的诸技百艺，自古注重师承，师徒之间的传授常有传奇的故事，但离不开一个"缘"字。先师万籁声常说"有缘遇着，无缘错过"，此类机缘是可遇而不可求的，而受艺者（徒弟）必是禀赋良善之辈，所谓"孺子可教也"。为师者（师父）既怀绝艺，也是谨守"宁可失传，不可轻传"的古训。故特地把这些故事写下来，供后学者借鉴。

据我所知，所谓"江湖医术"，主要来源于两本古书，即清代赵学敏的《串雅》及鲍相璈的《验方新编》，其特点正如赵氏所说："走方医有三字诀：一曰贱，药物不取贵也；二曰验，以下咽即能去病也；三曰便，山林僻邑仓卒即有，能守三字之要者，便是此中之杰矣。"

犹忆1963年，我在泉州人民医院实习一年间，该院傅若谦副院长，医术高明，累起沉疴，誉满桐城，外号"傅谦仙"，当时已年逾古稀，每日只限诊症30名。有乡民求诊，恐难挂号，夜间在挂号窗口下席地而眠，为我亲眼所见。为何傅老中医门庭若市，妙手回春呢？后来被同仁发觉，他的处方中多用江湖秘法……由此可见，不可以把江湖医者"一棍子打死"！记得毛泽东曾经说过，对待中国民族文化，要"吸取其民主性的精华，剔除其封建性的糟粕"，果能如是，则江湖医术仍可放异彩于今日。

本人在几十年行医过程中，一贯遵循医圣张仲景遗训："勤求古训，博采众方"，对于江湖医术也多所采用，且常获奇效，限于篇幅，不能尽述。请参阅本人医学方面的著述，本文从略了。

[注1]《江湖医术辨析》牟鸣真等编著，广西科学技术出版社，1997年。

[**注2**] 疲门：江湖八大门（册、火、飘、风、惊、爵、疲、要）之一，疲门主要是行医卖药。"疲"字从病皮声，即疾病之意。又因为行医卖药需要一定时间，花一定的心力，才能走红，故"疲"字概括了行医的特点。

[**注3**]《江湖八大门》庸人著，四川人民出版社，1992年。

药功治病疗效独特

"药功"一词，传闻不广，不见辞典收载。但并非笔者杜撰之词。1991年，香港天地图书有限公司出版拙著《药功薪传》一书。在书中，笔者指出"药功"包括三个含义。

一、养生药功

养生药功源自道家，一方面采用自我锻练的方法（内丹术）；另一方面服食药饵（外丹），内外结合进行修炼，就称为"养生药功"。其目的是对抗衰老、延年益寿。

二、治病药功

治病药功是指药物与气功相结合，用来治病，目的是提高疗效。是属于综合疗法的一种。这种做法，既有药物的治疗作用，又有气功的保健作用，就称为"治病药功"。

三、秘制药功

旧时代把专攻于秘授绝方而得师传指示，并善自配制者，名之为"药功"。为了与上述二种药功区分，故加上"秘制"二字。但因社会不断进步，现在中成药的制造已纳入国家规范监管，不可能再有私人秘制的中成药出现在市场上，所谓"秘制药功"也将随时代的演进而消失。

1996 年，我在香港天地图书有限公司门市部购买一本书，书名《福寿丹书》，被列为中医古籍出版社《珍本医籍丛刊》之一。其出版说明如下："为发掘整理祖国医学宝藏，抢救行将失传的孤善本医籍，中医古籍出版社自 1983 年以来，影印出版了大型系列丛书——《中医珍本丛书》，其中包括了从经典理论、临证诊疗，到中药、方剂、气功、养生等各个方面的论著。过去，由于这些图书版本稀珍，收藏甚秘，一般读者根本无法得见，如今使众多有较大学术价值和文献价值的孤本秘籍化身千百，广为流传，从而受到中医学术界和国内外广大读者的热忱欢迎。"

《福寿丹书》为明代龚居中的养生专著，成书于明天启四年。该书共七卷。卷二"延龄篇"，载诸仙修炼图势及秘诀。

卷二开篇写着"功药"二字，其内容列出治何病、练何功、服何药，共四十八条，这正是本人所说的"治病药功"，始料不到在明代已经有这种治疗方法的记载。且每条都附有炼功图势。兹摘录三则于后。

（一）治脾胃虚弱五谷不消

以身仰卧，右脚架左脚上，直舒两手搬肩，肚腹往来行动运气六口。

服药用健脾丸：白术（土炒）、枳实（炒）、陈皮、麦芽（炒）、神曲（炒）、山药、茯苓、苍术（炒）各一两，厚朴（制）八钱、木香五钱。为末，陈米粉糊为丸，每服六七十丸，米汤送下。

（二）治夜梦遗精

侧坐，用双手搬两脚心，先搬左脚心，搓热行功，运气九口，次搬右脚心，行功同前。转行服药用玉关丸：人参六钱，枣仁、牡蛎粉、五倍子、枯矾、龙骨各五钱，茯神一两，远志肉一两半，共为末，蒸枣肉为丸，每服五六十个，空心莲子汤下。

（三）治腰腿疼痛

就地坐定，舒两脚，以两手前探，搬两足齐，往来行功，运气十九口。

服药用牛膝酒：地骨皮、五加皮、薏苡仁、川芎、牛膝、杜仲（炒）各一两，生地三两，海桐皮一两半，羌活、甘草各一两。以无灰好酒如法煮熟，每服一二杯，日尝三四次，常令酒气不绝。

观上引述，功法简单，用药切合病情，若能辨证应用，必有良效。

目前中医临床治疗，已少见有用药功者。本人因得万籁声老师传授，在其熏陶下，常用药功帮助患者解除疾苦，对某些疾患常能收到常规治疗无法取得的奇效，所以认为药功是中医学的特色之一，希望医界同仁亦能留意之。请参阅拙著《药功薪传》（香港天地图书出版，1991年）。

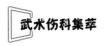

江湖镖师的铁弹丸

　　万师在《武术汇宗》第三章"杂技概说"第一节中说："弹弓为暗器中之最利害者……其丸通以泥作,如至四个劲[1]以上时,可以洋槐子捣融,混砖面加细铁砂为之,或以铁铅铸之。"

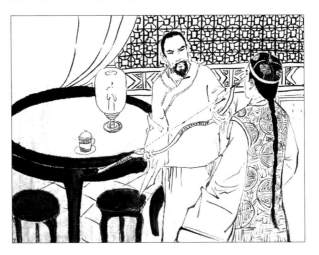

　　江湖上另有一种弹丸,名叫"铁弹丸",既是暗器,也是药丸。其方出自北宋徽宗大观年间,由太医陈师文、裴宗元等将当时太医局的处方汇集而成。称《太平惠民和剂局方》,简称《局方》。其中大部份处方为后世中医临床所采用。此丸如弹子大,且干燥后其硬如铁,故名。应用时须入臼捣碎。兹将"铁弹丸"原方开列于下。

一、太平惠民和剂局方

[功 效] 活血脉，通经络。

[主 治] 卒暴中风，瘀阻络脉，神志昏愦，牙关紧急，目睛直视，手足瘈瘲，口面歪斜，流涎语塞，筋挛骨痛，瘫痪偏枯，或肢体麻木不仁，或瘙痒无度，及打扑伤损，肢节疼痛。

[组成用法] 乳香（另研）、没药（另研）各 30 克，川乌头（炮，去皮、脐，为末）45 克，麝香（细研）3 克，五灵脂（酒浸，淘去沙石，晒干为末）120 克，上药相和，滴水为丸，如弹子大。每次服 1 丸，每日 2 次，食后与临卧时用薄荷酒磨化送服。

二、郑怀贤处方

当代著名武术家郑怀贤，在《中医治疗骨伤科经验》[2]中，披露铁弹丸的处方如下。

药剂：五灵脂四两，乳香、没药各一两，制川乌一两五钱，麝香一分，薄荷一钱。

制法：上药共研细末，蜜丸一钱重。

作用：镇痛，可通经络。

治疗范围：瘫痪、偏枯、麻木不仁、神经痛（尤以坐骨神经痛），关节轻重之韧带损伤、风湿痛亦可服。

用量：每日服 2～3 次，每次 1～3 丸。根据病的轻重和病人的健康情况分别给药。

我在郑氏的处方中加入"煅自然铜二两"，既可增加"弹"的威力，又可增加"丸"的药效，这种既是暗器又是药物的"秘传"，可说是江湖镖师的护身至宝。随身携带，既可用来御敌制胜，又可捣碎内服，疗伤止痛。方中各药性味功能，请参阅中药书，限于篇幅，不作详释了。虽然时代不同了，"铁弹丸"未必适用于保镖，但不失为治疗跌打损伤的良药。

[注1] "劲"系弹弓拉力的民间计算单位。一个劲为9斤12两。此乃弓制成时，缚弓背钩其弦而秤之，以拉圆为度，视有若干斤，即知为几个劲。

[注2] 《中医治疗骨伤科经验》一书为四川省卫生厅编写的"四川省科技跃进展览会医药卫生资料"，1959年由四川人民出版社出版。

[附注] 另有〈铁弹丸〉方见于宋·陈无择著《三固极—病症方论》，该书约成于南宋淳熙元年（1174年），稍后于《局方》，丸方组成药物较多，读者可参考，兹不引述。

剑血封喉及其解法

香港《东方日报》1993年10月30日刊登区绍贤先生的一篇文章，题目"毒树剑血封喉"，其中一段写道："云南南部和海南岛中部，生长着一种高大粗壮的剧毒树，名叫'剑血封喉'。此树树皮和树枝破裂后流出毒汁，入眼会使双眼失明，误食会致人畜死亡。古代武士只要在剑头蘸上树汁，并刺破对方皮肤，对手周身的血液就会凝固。"

至于"剑血封喉"的"解法"，从未见有文献记载，唯独万师于其著作《万籁声伤科教范》中披露。此"解法"乃杨畏之师爷的传授。万师在《武术汇宗》中，有一篇"杨畏之老师小传"兹摘录片段于下。

"杨师畏之，川西大侠也，名廪三，籍于会理……先生精于刺击超跃之术……见有为害地方者，晚即越壁取其首……先生行侠垂十稔，威名远播……光绪十年……投鲍超将军麾下，从征越南……累建奇功……历任至统领……至光绪二十年，告老引退。先生历代精岐黄，晚年以医行世。"

可见，杨畏之所传的"解法"，乃是由实践中得来，并非凭空捏造。万师在《万籁声回忆录》中写道："杨师畏之，川之会理人，嗜技击，好医学。余之各科专方，多得师传。曾手书家传秘方珍本授余。"

"剑血封喉"不限于剑，更多机会用在毒镖、毒箭上，武侠小说也常有此类情节。万师在《万籁声伤科教范》中说："以下数方，均杨师畏之所传。在昔日川云贵山间，土人多用毒弩、毒镖、吹箭之武器伤人，非一般药物所能治疗，故专有此一类解毒生肌拯危之剂。在今日又有达拇弹、毒气弹之类，兹特书出，以供不时之需。"

一、北斗长寿丹

山堵拉 150 克、万年青梗根 120 克、蓝靛根 150 克、忍冬藤 60 克、川连 90 克、甘草 120 克、白芷 90 克。

共 7 味为末。另用甘草水作丸如梧子，用雄黄精粉为衣。

若恐受此毒药类之镖箭或弹片时，可先含一丸。既受，再含一丸，其毒不致封喉。外用"八宝珍珠拔毒散"，塞入创口，再贴"五福化毒膏"，内服"鲤鱼汤"及"参苏饮"，可保无失。

至于"山堵拉"等是何药物，或外省无售者，杨师会理县人，可问四川会理县卫生工作者，当知之，可以在该县中医卫生机构托购邮寄。

二、八宝珍珠拔毒散

大珍珠 3 克、琥珀 3 克、麝香 0.9 克、龙骨 15 克、朱砂 12 克、梅片 1.2 克、象皮 15 克、轻粉 9 克、乳香 6 克、儿茶 6 克、田七 12 克，血竭 6 克。

共末。专治毒药弩箭、飞镖、毒弹所伤，可以拔毒生肌。

三、五福化毒膏

万年青梗根 60 克、大管仲 60 克、蓝靛根 90 克、白芷 12 克、银花藤 24 克、甘草 15 克、云香草 15 克、防风 12 克、雄黄 15 克、胆矾 2 克、五灵脂 9 克、乳香 12 克、没药 9 克、马齿苋 15 克、点铜锡

12 克、马前子 5 个、马鞭草 12 克、川连 15 克、干姜 9 克、樟树嫩叶 12 克、白芨末 9 克、乌梅肉 12 克，黑豆 21 克，杏仁泥 15 克、桃仁泥 15 克、松节 30 克、血余 24 克、松香 60 克、大枫子 21 克。

共 29 味，共泡入麻油 3 斤、桐油 1 斤。加柳、桑、桃、槐、榆 5 枝，各长 7 寸。

按春夏五天，秋冬七天。熬好滤渣，再秤油，按斤油 180～210 克桃丹下之。如熬"损伤膏"之方法见《万籁声伤科教范》，听用。

四、鲤鱼汤

鲤鱼一尾重 240～360 克，鲜紫苏叶 15 克、鲜荆芥叶 15 克、生姜 15 克、生葱 30 克。

共烹鱼汤服而发表之。再服下方。

五、参苏饮

紫苏梗 9 克、荆芥 6 克、薄荷 6 克、防风 6 克、赤芍 6 克、细辛 2.4 克，羌活 9 克，甘草 6 克、银花 6 克、连翘 6 克、苍术 6 克、生姜 3 片引。

水煎服。可将毒素完全表出。

[按 语]

"剑血封喉"之类的毒箭损伤，可能在极短时间内令伤者死亡。我行医逾半世纪，未遇此症。以上资料仅供参考。若有人不慎中此类毒，应及时就医，或提供此资料供医者参考，不可固执以上师传验方，以免贻误！又"剑血封喉"应作"见血封喉"。

刘神仙秘传千捶膏

《万籁声回忆录》在"刘老师爷轶事"中载："师爷又同我订翌年五月五日午时，到后门某庙前石狮处相见，并嘱携巨铁锤一柄。我遂记于手册上。到时，骑车往，师爷已在该处相候。他于庙前骑马石上布有药块。正午，开始砸炼，千捶如膏。乃收置巾内，曰：'此秘制之千捶膏也，非同凡品，任何病痛，只取酒杯大一块，于掌中搓匀，得热气即软，用贴患部，外覆纱布一片，不粘不落，自行摊平，即刻止痛消肿。二三日后揭下，再捻成团，留以备用，不会损失药力。'杜师曾用之，一团留用，毕生不尽。似此良药秘传，惜那时余尚青年，既无力供应师爷，亦无此环境可以研医实践。中国似此秘方，散失者不知凡几，原因是当局不重视，对于深高学术无奖励，任其自流，实堪惋惜。我后此之钻研医学，实种因于此。"

2008年，彭镇师弟从长沙寄来《刘师祖秘方》影印件。我始知千捶膏之制法。盖刘师祖长住杜心五家中，大部份秘方均传与杜心五，再传杜修嗣，三传彭镇。承彭师弟错爱相传，窃思如再守秘，终有失传之憾，是故把该方公诸于世，造福社群，不亦善乎？

一、刘神仙千捶膏方

土木鳖25个（去壳）、嫩松香20两、铜绿（另研）5钱、乳香1两、没药4两、蓖麻子（去壳）4两、巴豆肉30粒、杏仁（去皮）5钱。此八味，烈日下捣为膏。没井中1日夜取出。

[注] 千捶膏是中医外科名方，见于清代顾世澄纂辑的《疡医大全》四十卷，成于乾隆25年（1760年）。由作者根据清以前治疗外科疾病的临诊经验和理论，结合自己医疗实践，经30年时间整理、汇集而成。分经络、脉法、内消外治，痈疽疮疖和癞癣以及疬痘等类。收罗甚广，为内容丰富的外科学著作。

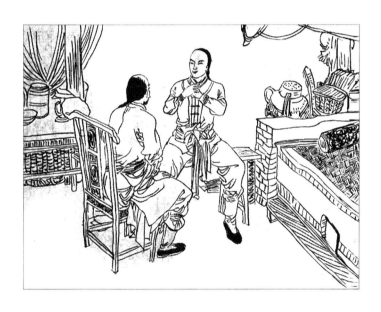

今据上海古籍出版社（2002年第1版）王绵鸿、戴慎、史欣德主编《实用中医方药辞典》所载"千捶膏"，抄录于下，其组成与刘神仙所传有异，可供同道对照参考。

二、《疡医大全》千捶膏方

[功　效] 消肿止痛、提脓拔毒、祛腐生肌。

[主　治] 风热毒壅或痰火郁结，气血瘀滞不通致瘰疬、疔疮、

痈疽、热疖初起，或脓或将溃，或溃后毒势未衰者。

[组成用法] 杏仁、蓖麻仁各 49 粒，琥珀（灯芯同研）、冰片各 0.9 克，珍珠（豆腐包煮）、血竭、射香、乳香（去油）、没药（去油）、铜绿、黄丹、龙骨、轻粉各 1.8 克，水安香（龙眼肉大）3 块、松香（入锅内不火化开，麻布滤去渣冷定。用豆腐水煮数次，再用绿豆汤煮 3 次，又用葱、韭、姜汁各一钟煮干研细末）24 克。

先将蓖麻仁、杏仁捣如泥，次将前药细末逐渐加入，捶千余下。用红缎或牛皮纸摊贴患处。

[备 注] 因本膏辛香走窜碍胎，孕妇慎用。

民间的推拿按摩术

"推拿"又称"按摩"，它是中国古代医学的物理疗法之一。由于推拿疗法能促进和恢复人体生理机能，起预防、治疗、康复作用，还可以延年益寿、保健美容而深受人们欢迎，是一种简单易行、治病强身的独特医术。

推拿作为一种医疗手段，历史悠久，早在中国 2000 年前，扁鹊治愈虢太子暴疾尸厥之病，就用到了推拿术。《汉书·艺文志》载有"黄帝歧伯按摩十卷"的著作。唐代太医署设有按摩博士及按摩师。在天宝年间，将此术传入日本。明初太医署亦将推拿列为十三科之一。至明中叶，此术遂逐渐式微，但由于治病有效，因而广传于民间。

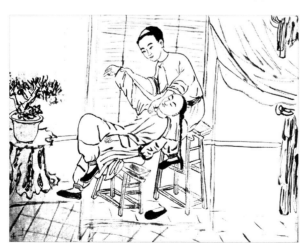

推拿主要是通过施术者的手，运用一定方法来补虚泻实，平衡阴阳，从而达到治病防病的目的。兹将民间流传的推拿按摩术选择数种，介绍于下。

一、经筋弹拨推拿手法

（一）揉筋法

术者用手指或掌根轻缓地揉动经筋，叫揉筋法，有舒筋活络作用，适应于筋僵、筋挛等症。手法分顺筋揉、横筋揉，旋筋揉三种。

（二）按筋法

术者用手指按在经筋上或经筋之中的穴位上，叫按筋法，有强筋健骨作用，适应于筋聚、筋粗等症。手法分按筋膜、按筋腹、按筋跟三种。

（三）拿筋法

术者用手指对拿经筋上提，然后放松，叫做拿筋法，有散寒泻热作用。适应筋聚、筋缩、筋寒等症。手法分拿筋腹、拿肌肉、拿韧带三种。

（四）推筋法

术者用指腹或掌根循经筋推行，叫推筋法，有行气活血作用。适应筋断、筋转、筋聚等症。手法有分推、直推、斜推及推断筋等。

（五）摩筋法

术者用指腹或掌心轻揉摩动经筋，叫摩筋法，有缓痛安神作用。适应筋麻木、筋僵、筋挛等症。手法有摩指（趾）筋、摩头筋、摩关节筋等。

（六）弹筋法

术者用指尖钩起经筋，然后弹放，或用指直接弹筋，叫弹筋法，有调理经筋的作用，适应筋翻、筋缩、筋乱、筋寒等症。有弹筋腹、弹浅筋、弹深筋等。

（七）拨筋法

术者用手指深揞经筋，然后左右上下拨动，叫拨筋法，有分筋散寒，使乱筋归槽的作用，适应一切经筋损伤杂离之症。手法有拨错筋、拨乱筋、拨寒筋等。

（八）摇筋法

术者一手固定患肢上部，另一手摇动患肢下部，叫摇筋法，有舒筋祛邪作用。适应乱筋、转筋、寒筋等症。手法有摇乱筋、摇转筋、摇关节等。

（九）引筋法

术者用手牵引患肢经筋，叫引筋法，有舒筋缓急的作用，适应筋缩、筋僵、筋挛等症。手法有引缩筋、引僵筋、引关节等。

（十）压筋法

术者用指、掌、肘、足压在经筋上，叫压筋法。有舒筋活血作用，适应筋粗、筋聚、筋热、筋硬等症。手法有压筋腹、压筋跟、重压筋等。

二、抓扯刮痧推拿手法

（一）抓　痧

术者用五指抓撮一定部位，抓要快，要用力。要使抓撮部位发红露筋。

（二）扯　痧

术者将食、中指作弯曲状，沾冷水或白酒，用手指扯提一定部位，反复多次，使皮肤充血，以出现暗紫色痧点为度。

（三）刮　痧

术者用硬币、小汤匙等物沾上植物油、白酒刮一定部位，使皮肤充血发红斑，呈暗紫色。可分横刮、顺刮两种。

（四）常用抓扯、刮痧部位

1. 头颈部：印堂、鼻梁、颈部两侧，后颈部两侧。

2. 躯干部：胸部玉堂穴左右旁开各五至七寸；平第三肋间隙；腹部肚脐旁开各一寸，关元穴及左右旁开各一寸；腰背部第三、第十二胸椎旁开各一寸，第三腰椎旁开各一寸。

3. 四肢部：肘窝及膝窝下。

此外，尚有挟痧、揪痧、挤痧、拍痧、放痧、挑痧等法。

三、民间急救推拿手法

（一）昏　迷

1. 掐人中。

2. 按百会。

3. 擦涌泉。

4. 揉内外关。

5. 擦劳宫。

6. 针刺中冲或十宣。

（二）中　暑

1. 掐十宣。

2. 擦大椎。

3. 冷水拍心窝。

4. 揉五心（手、足、背）。

5. 拿昆仑。

（三）中　毒

1. 探喉催吐。

2. 推任脉，从脐中推向腹中。吐后急送医院洗胃。

（四）溺　水

1. 按压胸背：患者俯卧、头低脚高，术者用手按压胸背部。一按一松，节奏进行。

2. 吹鼻吸嘴：患者仰卧，术者将气吹入患者鼻孔，然后捏住，用口对着患者的口深深吸气，反复多次。

3. 掐人中、十宣。

4. 人工呼吸法，要坚持到最后。

（五）足转筋

1. 推脚肚，从上向下推。

2. 拍打阿是穴。

3. 擦足心。

4. 点按承山、承筋、委中、阳陵泉。

5. 屈伸膝关节。

（六）热　厥

术者口含冷水，突然把水喷到患者头面部，可使患者惊醒。

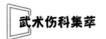

鹰爪功与正骨推拿

伤科临床技术，以接骨、上骱、理筋为主，所以《医宗金鉴》说手法是"正骨之首务"。伤科医生接骨上骱，必须用力气，并要站好一定的姿势，才能达到"法之所施，使患者不知其苦，方称为手法也"。所以要求伤科医生要有健壮的体格，才能搞好工作。进行各种体育锻炼当然可以增强体质，但是根据伤科技术的特点，如能学习武术，对专业技术的提高必定获益更大。清代《伤科汇纂·上骱歌诀》也指出关节脱位的整复是"全凭手法及身功"，所以学伤科要医武结合。

武术"基功"项目繁多。伤科医生除重点练习石担、石锁（今可用杠铃、哑铃代替之）之外，对诊疗帮助最大者是鹰爪功。如果伤科医生时常练习鹰爪功，在临床施术时自然得心应手，事半功倍。兹将练法介绍如下。

鹰爪功又名"龙爪手"，也称"擒拿手"，为软硬相兼之功，刚柔并济之劲，阴阳互合之力。其练法分实劲与空劲两种。

一、鹰爪功实劲练法

备一个小口酒坛，重约 5 斤。如双手齐练，则备两个酒坛。练习时用五指撮紧坛口，向上提起，至不能控住之时，再放落地面，反复练习。每日早晚各练 1 次。每月向坛内加入少许细沙或铁屑，至坛满为止。其最终总重量视练习者的能力，不必统一标准。

另法：取青石凿成椭圆形，名为"石龟"或"石鳖"，或称"鹰爪石"，重量分5斤、7斤、9斤为度，以五指张开指尖触处，凿成五个指洞。练习时用五指端插入洞穴内，把石龟抓起，再翻转向上，然后上下翻转练习，至手腕疲乏为止。扬州金一明先生有诗赞此功法："练就五石指腕灵，上下翻腾不须停。看来顽石同毛芥，好似轻飘水上萍。"

二、鹰爪功空劲练法

此为徒手练习法。只于每日空闲之时，随意张开五指，再屈曲握拳，须意贯指端，力随气行，务使全臂之力，完全集聚于手指，不拘次数。时时行之，日久见功。

另法：骑马势。两手握拳置于腰际，然后先冲左拳，五指极力张开，再抓紧握拳，收回腰际。左右手交互进行，直至疲乏为止。

实劲与空劲两种练法相互配合，寓阴阳哲理于其间。手指着物时，其力实，为阳刚之劲；凭空作势时，其力虚，为阴柔之劲。阴阳相生，刚柔相济。功成以手抓人穴道，或擒拿，或分筋，或错骨，无不应手凑效。单练鹰爪功不必用药水洗手，同时练铁沙掌者按铁沙掌洗手之方洗之。

吾师万籁声于《武术汇宗》介绍的鹰爪功，亦属空劲练法，读者可参阅该书。

走江湖卖膏药趣谈

武术在福建闽南民间称为"打拳头"，接着还有一句话，叫做"卖膏药"。合称"打拳头卖膏药"，或称"走江湖卖膏药"。为什么会有这句民间谚语呢？

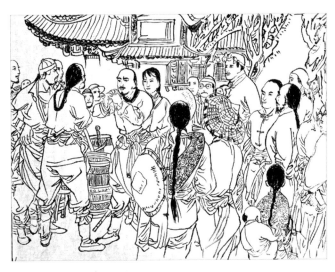

这要追溯到明末清初的历史，当时有不少反清复明的志士，秘密结社，如天地会。他们当中，有不少武林人物，平时进行反清复明活动时，为掩饰身份，常扮作江湖卖艺人。另一方面原因，是南北地理环境、社会因素所造成。在中国北方，练拳是练拳，卖艺是卖艺，有不同的身份和地位。"富则学武，穷则学文"，所以在城镇中学武者多是富家子弟，自然不必卖艺；而农村学武者，艺成之后，为求生计，多出为保镖护院，也绝少流落江湖卖艺。旧时代大多数江湖卖艺者，多是安徽凤阳一带的人，因江淮常闹灾荒，民不聊生，四处流浪。闽南人称这种男性江湖卖艺人为"凤阳师"，称女性江湖卖艺人为"凤阳婆"。他们传授功夫称为"流民派"或"江湖派"。

犹忆童年，每闻街头卖艺人的锣声，则趋之若鹜，不到散场，绝不离开。移居香港，碍于法例，不可街头卖艺。偶尔在逛庙街时看到卖艺者，其技已远不及童年所见。"走江湖卖膏药"之情景，已成明日黄花！读者可能不知道"膏药"是怎样炼成的，兹简述于下。

膏药古称为"薄贴"，是将药物碾成细末配合香油、黄丹或蜂蜡等基质炼制而成，是中医外用药物中的一种特有剂型。《肘后备急方》中就有关于膏药制法的记载，后世广泛地应用于各科的治疗上，外伤临床应用更为普遍。

膏药遇温则烊化（即熔化）而具有黏性，能粘贴在患处，应用方便，药效持久，便于收藏携带，经济节约。膏药由较多的药物组成，适合治疗多种疾患。用于治疗损伤，可坚骨壮筋、舒筋活络；用于治疗寒湿，可祛风、散寒、除湿；用于治疗溃烂伤口，可祛腐拔毒。膏药一般较多应用于伤筋、骨折的后期，若新伤初期无明显肿胀者，亦可直接使用。（对含有丹类药物的膏药，由于 X 线不能穿透，所以 X 线检查时应取下。）

膏药的配制，是将药物浸渍于植物油中，主要用香油（芝麻油）通过加热熬炼后，去渣再加入铅丹（又称黄丹或东丹）。铅丹主要成分为四氧化三铅，也有用主要成分为一氧化铅的密陀僧制膏的。经过"下丹收膏"制成膏药，以老嫩合度，富有黏性，烊化后能固定于患处，贴之即粘，揭之易落者为佳。膏药熬成后放入水缸中浸泡数天，再藏于地窖阴凉处一段时日以去火毒，可减少对皮肤的刺激，防止发生接触性皮炎。摊膏药时，将已熬成的膏药置于小锅中，用文火加热烊化，然后摊在膏药皮纸或布上备用。通常用红布与白布粘成一体，外面的白布可印膏药名称或商标，内面红布直接摊上膏药，再贴一小块透明纸以免粘连。

此外，膏药在应用时，常会临时加入一些药粉，掺合方法应按药料的性质而定，对具有挥发性、不耐高温的药物，如乳香、没药、樟脑、川芎、白芷、木香等，应先研成细末，待膏药在小锅中烊化时加入，搅拌均匀，再摊在药布上；贵重的芳香开窍药，每次只用少量者（如丁桂散），可临时撒在膏药上。

综上所述，膏药的熬制相当复杂，而且技术性高，熬得不好，不是太"老"（贴不住），就是太"嫩"（易移位），疗效自然不好。如自己熬炼，在"下丹"时，要特别留意，其时药油会迅速沸腾，浓烟上升，"臭气"冲天，不小心易惹火灾。所以熬制膏药要选择空旷露天场所。

我一生只跟柯金木老师一次，跟万籁声老师二次，当助手制做膏药，至今难忘。现在都是使用药厂出售的现成膏药，如北京同仁堂的"狗皮膏"，无需自己熬制。顺便说一下"狗皮膏"的典故，"狗皮膏"是中医膏药的代表产品，因膏药的药布采用狗皮而得名，原来是清代名医陈修园的杰作。

陈修园（1753－约1823）清医学家。名念祖，又字良有，号慎修，福建长乐人。著有《灵素集注节要》《伤寒论浅注》《金匮要略浅注》《时方妙用》《医学三字经》《伤寒医诀串解》等多种，简明易懂，对医学普及工作有所贡献。（引自《辞海》）

乾隆五十七年，他39岁时乡试中举，未中进士，遂留寓北京，悬壶应诊。时刑部郎中伊云林中风，十余日不省人事。北京名医皆云不治，陈修园以二剂起之，名震朝野，就诊者门庭若市。

翌年，乾隆宠臣，文华殿大学士和珅足痿，不能行走，请陈诊治，陈为之炼制膏药，杀狗取皮和膏药里患处，旬日而珅足痿愈。其方药为北京同仁堂所承传，即闻名医界的"狗皮膏"，至今仍畅销国内外。和珅恐疾再发，许陈以太医院官职，但他婉言谢绝，托病回乡。和珅不悦，以致以后陈两次未敢赴京应试。

穴道损伤治验医案

穴道损伤治疗法属中医伤科学范围。民间流传的手抄本及伤科类书，开列人体重要穴道损伤治疗方药，可资参考。但点穴致伤病例，实属罕见。盖因点穴术已濒临失传，识此道者，可谓寥若晨星。加以学此绝技，师必有严训，不可轻易伤人，也不可轻易传人，是以点穴致伤病例，在中医杂志或武术刊物，均未见报导。本人从事临床与教学近30年，也仅见数例而已。兹介绍吾师万籁声治疗穴道损伤病案二则于后。

一、跌伤尻骨穴案

1959年春，马某因习骑马，不慎跌伤尾椎骨。肿痛不能转侧，呻吟不已，遂请万师出诊。

证见：尾椎骨疼痛明显，大便数日未解，兼见寒热，气息喘急，脸色潮红。舌淡苔薄，脉象浮数。症属损伤复感外邪，表里同病。

万师先在病患处用跌打药酒推拿，然后用"背法"，疏通督脉经气，再处方伤科活命汤加减一剂。第二天，患者诉药后泻了两次，寒热已解，疼痛略减。万师处伤科活血汤加减一剂，同时外敷损伤膏，并服内伤丸。

五天后患者复诊，诉说症状已大为减轻，但尾椎骨酸胀未除，坐立不适。万师说："尾椎骨下有一个尻骨穴（即长强穴）是督脉的起点。少林寺伤科秘传有治疗尻骨穴损伤的专方，可以一试。"遂处以专方一剂，患者服后，自觉酸胀若失，活动自如，其效竟如桴鼓。

万师在谈到治伤科经验时说："凡治新伤要下动（通便）为佳。故常用大黄、芒硝，以攻下其淤结。但不可过量，1～2剂即可。患者体弱或伤轻者，可用瓜蒌仁代替硝黄。如服药后仍不下动，可外用甘油栓之类以导之。则新伤不易留患。凡治穴位损伤，虽然药已对症，但非用专方不易收功。"

附方一：伤科活命汤加减

当归、防风、川连、甘菊、生地、川芎、连翘、木通、白芨、槟榔、麻黄、紫荆皮、荆芥穗、甘草、川军、芒硝。

附方二：伤科活血汤加减

红花、当归尾、丹皮、刘寄奴、元胡、续断、桃仁、川芎、藿香、苏木、川军、生地。

附方三"损伤膏"、附方四"内伤丸"

两方均载万籁声著《中国伤科》一书内，待出版。

附方五：少林寺伤科秘传治疗尻骨穴损伤方

陈皮、元胡、附片、小茴香、乳香、没药、当归、白术、熟地、茯苓、莪术、升麻、血竭。

二、误伤眼田穴案

榕城某巷，有姑嫂二人，相处亲昵。小姑妙龄，性喜玩笑。春日晨起，其嫂站立床边整理衣物。小姑轻移莲步，潜至其后，突然伸手抓其嫂腰肋，以瘙痒取笑为乐。其嫂突受惊扰，大叫一声，自此心悸怔忡，夜寝不安。数日后兼见腹泻，粪便中有油脂样排泄物浮于其上，自觉腹部不适，食欲不振。患妇曾到某医院诊治，未见好转，乃登师门求医。

万师细审病情，察其伤处，认为是眼田穴（即京门穴）受伤。于是万师凝神聚气，给患妇施以解穴手法，并处以少林寺伤科秘传治疗眼田穴损伤汤方。嘱每天 1 服，连服 3 剂，再来复诊。

患妇遵嘱服方，3 天后复诊，面有喜色，诉诸症悉除，但恐留伤贻患，要求根治。乃给以内伤丸，再服 3 天，以善其后。

附方及注释

1. 眼田穴

眼田穴即京门穴。位于人体第十二肋骨游离端之下，属足少阳胆经穴位。请参阅针灸穴位图。

2. 解穴手法

先泻三阴交，再补合谷的手法。按"泻六补九"的原则，用大拇指侧缘下刮三阴交 6 下为泻法。然后再上推合谷穴 9 下为补法。双手同时进行操作，有疏通全身经络之气的作用。

3. 少林寺伤科秘传治疗眼田穴损伤汤方

生地、红花、赤芍、乳香、没药、青皮、胡麻仁、柴胡、台乌药、槟榔、郁金、煅自然铜。

注：本文前列各方，均未标明各药分量。因需临症斟酌，不可固定。处方聊供同道参考。

万老师说："跌打损伤一症，临诊时应细察受伤部位。凡治疗穴道损伤，虽然药已对症，但非用专方不易收功。赵鑫洲师爷传下少林寺治疗人体三十六大穴损伤秘方，我已给你了。你是学医的，这些方药可供你临症参考。"

说起赵师爷所传的秘方，还有一个真实的小故事。话说当年，北京附近密云县，有一位著名的拳师，精通跌打伤科，名叫刘天向。赵鑫洲跟他学过功夫。后来刘天向因打抱不平，出了人命，被判入狱，不久在狱中害了大病，奄奄一息。按清朝律例，可以由他人代替入狱，保释外出就医。刘天向有一子，年幼不能代替其父坐牢。赵鑫洲自幼秉性好义，乃挺身而出，代师坐牢。刘天向保外就医后不久就病逝了，临终前因感念赵鑫洲的一片孝心，嘱师母把一本秘传的伤科方药手抄本赠给赵鑫洲。

刘天向死后，该案自然了结，赵鑫洲获释，把刘师所赠抄本珍藏起来。后来，赵鑫洲被荐入皇宫任职御前带刀四品护卫，没有从事跌打伤科，就把这本秘方传给吾师万籁声了。本文所列治疗穴道损伤秘方及内伤丸等，都是赵师爷所传。师承有自，附记于此。

［注］此文摘自拙著《药功薪传》，1991 年香港天地图书有限公司出版。

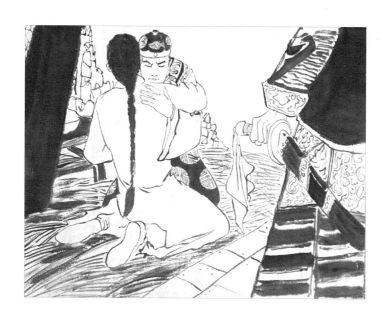

蔡玉鸣武医树典范

蔡玉鸣先生（1853—1910）福建省晋江安海邦尾村人。幼嗜技击，多方求学。后又随凤阳拳师前往安徽习艺十多年，学成返里。遂集达尊、太祖、行者、罗汉、白鹤拳之大成，独树一帜，称为"五祖拳"。

蔡玉鸣创立五祖拳后，即广收门徒。他不仅武功超绝，而且医术高明。开创武医结合之先河。后人用"玉明"二字嵌联。赞曰："玉尺量才时见鹤，明灯起舞夜闻鸡。"蔡师祖一生弘扬武术，有两大特点值得一叙。

一、重视武德

蔡师祖的武馆取名"仁义堂"。并制定"修身守性谦为本，学法学艺一气成"为馆训。常谓"古今祸福休相问，只问心田莫问天"。当时他曾与名噪一时的林九如、魏隐南等"五虎"比武，以技服人，胜即住手，使"五虎"心服，投其门下，成为他的得意门徒。

二、医武结合

蔡师祖在教拳的同时，热情为民众治疗跌打损伤诸症，无不应手见效。他在44岁那年，全面总结了武术与伤科医术结合的经验，写成《松筠玉记》一书，共36卷。传交门人珍藏，未及出版，即在日寇侵占厦门时，毁于战火。部分验方秘方由门人手抄，辗转相传。近几十年来，驰名中外的厦门"松筠堂药酒"就是按照蔡师祖的遗方配制的。

蔡师祖的门人，也大部分继承"武医结合"的传统，以跌打伤科为职业。例如蔡师祖的入室弟子杨捷玉曾开办"鹤武国术馆"于厦门鼓浪屿，亦武亦医。

柯金木是笔者的第二位武术老师，他继承杨师爷的衣钵，开办"鹤源堂"国术馆兼医馆。而笔者秉承师传，也以行医教拳为职业。

又如蔡师祖的大弟子林九如，传其子林天恩，林天恩传其女婿周志强，周志强传其子周盟渊，都是世代又武又医的名师，誉满武林。其他五祖传人，亦有不少又武又医者，恕笔者不能尽录。

柯金木武医享盛誉

柯金木（1904—1964）是我的第二位武术老师，祖籍福建漳浦。自幼嗜武，曾先后拜过二位老师。后于1927年在厦门拜杨捷玉（合伯）为师，与王进添、黄宝贵等师兄弟协助合伯创办"鹤武国术馆"于鼓浪屿。跟师十年，精研五祖白鹤拳与跌打医术，尽得师传，是合伯的入室弟子。

1936年合伯逝世后，鹤武馆停办，他转到其姊夫的粮油商行工作。工余义务为亲友治病。几年后离职，在嵩屿开武馆及行医，深受村民赞扬。

解放后，武馆停办，在鼓浪屿家中应诊，以专治跌打损伤、移轮接骨为业。后因患者与日俱增，乃于厦门大中路开设药店兼医馆，名曰"鹤源堂"，馆中挂联曰："鹤到深山采石髓，源流洞府抱琼浆。"因为他是合伯的徒弟，蔡玉鸣的徒孙，所以药店门口挂一招牌，写着"少林玉明派杨捷玉先生派下"，因此慕名前来求诊者络绎不绝，门庭若市。

柯师以"鹤源堂"为商标，自制"白药膏""象皮膏""少林风伤接骨膏""八宝还魂丹""练劲大力丸"等中成药出售，远销南洋。（时间甚短，因自1956年，政府对私营工商业实行社会主义改造而停产。）

柯师不但医术精湛，而且医德高尚。遇有贫穷者求诊，或免费、或减价，从不计较诊病费用。对于武林朋友，凡有困难求助者，则慷慨解囊，毫无吝色。是故口碑载道，远近闻名，特别是闽南地区（漳州、泉州、厦门）五祖门同仁，均十分敬仰柯师为人。

柯师与泉州崇福寺住持妙月师交谊深厚，妙月师每次到厦门，必到柯师家，切磋拳艺，交流医术。拙著《武林琐谈》有"铁罗汉妙月"一文，可以参阅。

1957 年，柯师被福建省体委聘请，担任当年 7 月在福州举行的"福建省武术评奖观摩大会"裁判员。裁判长是万籁声，副裁判长是于宝善（详见拙著《武林琐谈》书中"忆福建武术评奖观摩大会"一文）。1932 年，万籁声曾任湖南国术训练所所长，于宝善是该所教官（因训练所属于军队编制，故称教官）。大会期间，柯师独具慧眼，佩服万师功夫，由于师引见，带其子仲庆（当时是厦门武术代表队参赛的运动员）到万府投帖拜师，但后来因仲庆兄没机会到福州承教，只是挂名弟子，此事鲜为人知，顺此披露。

又据林关东师弟说，柯师临终前嘱咐他，欲求功夫深造不必他求，只要找万老师即可。于此可见万师在柯师心目中的地位。

柯师收徒甚少，门下除其哲嗣仲庆、国丰兄弟之外，门生只有洪敦耕、许金民、林关东等人而已。柯师在跌打伤科方面却享有盛誉，如对髋关节脱位的整复，难度极高，但柯师整复时，患者无需麻醉，只需一位助手即可成功复位。其他医案不胜列举，故从略。当时曾求治的患者，说到柯师的医术医德，无不交口赞扬。他辞世后更令民众怀念。柯师传授我的跌打医术终身受用不尽，唯恐失传，已在我的历年著作中陆续披露，也算是发扬柯师济世为怀的精神，报答师恩于万一。

中篇　跌打损伤自疗法

跌打损伤常用的治疗法

一、推拿疗法

推拿或称"按摩"，或称"指压"，是用手法在患者肢体的部位或穴位上进行刺激的一种物理疗法，属于中医学外治法之一。

推拿法简单易学，安全有效。如果自己操作称为"自我推拿"或"自我按摩"，既能治病，又能保健。但自我推拿范围比较局限，如自己推拿自己的背、腰就会受限制而无法施展手法。

推拿治病的范围十分广泛，常用于运动系统的疾病，如肌肉酸痛、麻木、萎缩、瘫痪，关节扭挫伤、风湿疼痛和运动障碍等；内脏方面的疾病，如胃痛、胃下垂、泄泻、便秘、痛经等；小儿疾病，如腹痛、呕吐、泄泻、食积、脱肛、惊风、遗尿等。经过推拿治疗之后，有的疾病立即见效，有的能减轻症状，如配合其他治疗法，则相得益彰。

推拿在跌打损伤方面的应用更为突出，清代《医宗金鉴·正骨心法要旨》提出的"正骨八法"是：摸、接、端、提、按、摩、推、拿。并且指出"手法者，诚正骨之首务哉。"所以伤科医生（广东人称跌打师傅）一定要精通推拿，才能胜任本职工作。

推拿的常用手法有：推法、拿法、按法、摩法、擦法、滚法、揉法、摇法、扳法、拍击法、搓法、抖法、捻法、抹法、背法、踩蹻法、拔伸法等。限于本书的篇幅，就不一一介绍，读者可参阅推拿书籍。

推拿的注意事项

1. 骨折、脱位应根据不同的情况，施以不同的整复手法，宜参考伤科学的内容。

2. 患者饥饿时或饭饱后，或剧烈运动之后，均不宜立即进行推拿。

3. 正在出血的部位禁止推拿。

4. 跌打损伤皮开肉绽，或烫伤患处，或皮肤病变损害处，均禁止推拿。

5. 月经期妇女的腹部及腰部可酌情推拿，怀孕妇女的腹部及腰骶部禁止推拿。

6. 结核菌、化脓菌所引起的关节炎不宜推拿。

二、拔罐疗法

拔罐疗法是以罐为工具，利用燃烧排除罐内空气，造成负压，使之吸附于腧穴或应拔部位的体表，产生刺激，使被拔部位的皮肤充血、淤血，以达到防治疾病的目的。

拔罐疗法，古称"角法"，或称"吸筒疗法"。主要为外科治疗创伤时，用来吸血排脓，以后治疗范围逐渐扩大。跌打损伤也常用拔罐疗法来吊伤和吸出淤血。罐的种类很多，目前常用的有竹罐、玻璃罐、陶罐，另有不用火而用抽气的塑料胶罐等。用来治疗跌打损伤以竹罐为好。

竹罐是用直径 3～5 厘米坚固无损的竹子，截成 6～8 或 8～10 厘米长的竹筒，一端留节作底部，另一端作罐口，用刀刮去青皮及内膜，制成形如腰鼓的圆筒，再用砂纸磨光，使罐口光滑平正，或漆上桐油，使坚固耐用。竹罐的优点是取材较容易，且不易摔破；缺点是容易爆裂漏气，致吸附力减少。

拔罐的方法有多种，如闪火法、投火法、滴酒法、贴棉法、架火法等。最常用的是闪火法。

"闪火法"是用镊子夹酒精（95%消毒火酒）棉球一个，点燃后放入罐内绕内层转一圈，迅速将火球退出，将罐扣在应拔的部位，即可吸附在皮肤上。注意，切勿将罐口周沿烧热，以免烫伤皮肤。此法因罐内无火，比其他方法安全。

"水煮法"，一般是先用5～10个竹罐，放在锅内，加水煮沸，用镊子将竹罐口朝下夹出，迅速用毛巾抹干罐口周沿，立即扣在应拔部位，即能吸附在皮肤上。如把竹罐与中草药一起煎煮，再取出如法使用，则为药罐疗法，多用于治疗风寒湿痹等症。

跌打损伤常用的拔罐疗法有"拔走罐"与"刺络拔罐法"。

"拔走罐"亦称"推罐"，即拔罐时先在所拔部位的皮肤或罐口周沿涂上一层凡士林等润滑油，再如法将罐拔住皮肤。这时医者用右手握住罐子，向上下或左右，往返推动，至所拔部位的皮肤红润、充血，甚或瘀血时，再将罐取下。此法常用于脊背、腰臀、大腿等部位的酸痛、麻木、风湿痹痛等症。

"刺络拔罐法"即在应拔部位的皮肤上，先按常规消毒后，用三棱针点刺数下，或用皮肤针叩打，使皮肤显出小血点，再行拔罐。多用于治疗瘀血积聚引起的疼痛，特别是陈旧性挫伤，有固定痛点者。

留罐时间应视病情需要及火力大小而酌定，通常是3～5分钟，时间太短则效力不大，时间过长则刺激过强，引起皮下严重瘀血，不仅无益，反而害之，所谓过犹不及。时间长短的标准以起罐后皮肤轻度瘀斑为适宜，可在实践中学会掌握。

起罐时，若罐吸附力过强，切不可用力猛拔，以免损伤皮肤。可先用左手拿住火罐，用右手拇指按压罐口旁边的皮肤，使空气进入罐内，即可轻易将罐取下。

拔火罐时应注意勿灼伤或烫伤患者的皮肤。若万一烫伤，或留罐时间太长而致皮肤起水泡时，小的水泡用药水胶布敷贴，防止擦破感染即可；水泡较大时，可用消毒针具将水放出，涂以蓝药水，或用消毒纱布包敷，不可沾水，以防感染。

皮肤有过敏、溃疡、水肿及头面部、心尖区、乳头、外阴部等处，均不可拔罐。高热抽搐者，以及孕妇的腹部、腰骶部等处，亦不宜拔罐。

三、贴敷疗法

中医贴敷疗法在跌打损伤疾患中得到广泛应用。清代吴师机的《理瀹骈文》大量收载了贴敷方药，是中国医学史上最系统的外治专著。

贴敷疗法是利用药物的直接或间接作用，通过经络脏腑而发挥药理作用，其治疗范围十分广泛，并不是局限于外科与伤科。

贴敷疗法的常用剂型有散剂、酊剂、泥剂、糊剂、丸剂、药饼、锭剂、膏剂等。限于本书篇幅，不能一一详述，现将跌打损伤常用的贴敷疗法择要介绍于后。

（一）散　剂

散剂是将单味或多味药物组方，经粉碎过筛后，制成细粉的一种剂型。如丁桂散（见附方一）。

（二）酊　剂

酊剂是把药物浸泡于高粱酒或白米酒中（或浸泡于75%的酒精中）按处方及治疗目的不同，分内服与外用两种，通称"药酒"，属贴敷疗法者为外用药酒，如跌打推伤药酒（见附方五）。

（三）膏　剂

膏剂在常温下为固体、半固体或流体的粘稠性制剂。可分为膏药、药膏、煎膏三种。

膏药或称"硬膏""铅膏""黑膏药"。其制作工序较为复杂，且技术性高，其熬制方法简单来说：先按膏药处方配齐药物，浸于植物油中（以芝麻油为上等）2～7天。将药连油放入铁锅内，用文火"熬枯去渣"，把药油熬至"滴水成珠"，再下铅丹收膏，这时黄褐色的药油就会变成黑褐色的稠膏。最后把这些稠膏倾倒入水缸中浸泡数天，以"去火毒"，然后取出存放在阴凉的地方。如狗皮膏（见附方十六）

药膏的制作方法分冷、热两种。以凡士林或蜂蜜或植物油为基质，加入药物细末，搅拌均匀而成者为冷制法，称为"软膏"，如退癀膏（见附方六）；将药物用油炸枯，去渣存油，再加入药粉等原料，加热而成者为热制法，称为"油膏"，如紫草膏（见附方十四）。

煎膏是将药物加水煎煮，去渣浓缩而制成的一种剂型，通常用于内服，不属于贴敷疗法。

（四）草药敷法

将新鲜的中草药捣烂如泥，外敷患处，是民间常用的治疗跌打损伤的方法。

可供捣烂外敷的青草药很多，如生栀子、积雪草、马鞭草、榕树叶、鲜大蓟、木芙蓉叶、韭菜等，任选一味捣烂外敷。

上述几种跌打损伤贴敷疗法，以药膏应用最多。药膏又称"敷药"，使用时注意下列几点。

1. 跌打损伤初期，以蜜水调配的软膏为宜；中、后期的软膏可用酒或醋调配，因蜂蜜长于消肿止痛，酒长于行气活血，醋长于软坚散结。也可根据病情需要，用饴糖、茶水或蛋白调配。

若跌打损伤有皮肤破损者，应按常规清洁、消毒伤口，加以保护，再用"油膏"外敷，就不致伤口感染。

2. 油膏制成之后，宜冷藏储存，以防发霉变质。

3. 换药的时间，一般是根据伤情与天气冷热等来决定，通常隔一或两日换药一次。每次敷药持续8～20小时，如每日一换，则在换药前 4 小时除去，让患处皮肤有清洁和干爽的时间，不致因长期敷药而过敏。

4. 如果贴敷疗法因皮肤过敏而产生接触性皮炎、皮肤瘙痒，甚或有丘疹水泡出现时，应立即停止外敷。先清洁患处，再外撒"湿疹粉"，处方如下。

煅石膏 90 克、枯矾 45 克、白芷 18 克、滑石 18 克、甘草 3 克、冰片 5 克。各药分别研为极细末，混和均匀，瓶装备用。

5. 若为开放性骨折，或局部有创口者，应按常规处理，不可用敷药，以防引起创口感染。

四、熏洗疗法

中医治病用药，可分内治与外治两种方法，中医熏洗疗法，属外治法之一，素为历代医家普遍使用，尤其是跌打损伤诸症，更为适宜。

中药熏洗疗法的理论依据与内治一样，也是以祖国医学"藏象""经络"等学说为主。"藏象"又称"脏腑学说"，脏腑是人体生理机能的核心，又是生命活动的主宰；"经络"是气血运行的通道，是沟通表里、联系上下的纽带。

熏洗疗法将药物之气味，透过皮肤，直入经脉之中，融入津液之内，起到调和营卫、疏通气血的作用。其防治疾病的原理，与内治法实殊途而同归。

熏洗疗法分开来说，是熏药法与外洗法。

熏药法或称"蒸气熏法"，是采用中药加适量清水，煎煮滚沸后，利用产生的蒸气熏蒸有关的部位，以达到治疗疾病的方法。

外洗法是采用中药加适量清水，煎煮滚沸后，待水温适宜时（以不烫伤皮肤为度），用毛巾浸透药水擦洗有关的部位，以达到治疗疾病的一种方法。

熏药法与外洗法合并使用，即称为"熏洗疗法"，先熏后洗，至水凉为止。熏洗疗法具有简便易行、安全速效的特点。特别是肌肉、关节诸疾患，一般用药 3~5 次，即能获得显效或痊愈。即使重症，如截瘫引起的肌肉萎缩，只要坚持熏洗，亦可取得良效。

熏洗的具体方法如下。

首先按熏洗处方配齐药物，然后用一个与药量相当的纱布袋把药物装妥，加水，煎沸十分钟后，把药汤倒入面盆中，如药水量不够，可酌加适量滚水，然后趁热熏洗患处。

熏洗前应先清洁患部皮肤，这样熏洗后的药水就不必倒掉，可留待第二天熏洗时，和原来装有药物的纱布袋加水再煎，按此做法每剂药可熏洗 3 次。如果只用 1 次，那么煎药的时间就要延长至 30 分钟，才不会浪费药材。

熏洗疗法除按病情选择不同的熏洗方外，使用时要注意控制药水的温度，以不烫伤皮肤而能忍受为原则，药水温度既不能太高，也不能过低，过低会影响疗效。熏洗后应拭干皮肤，注意保暖，避免受风寒侵袭。

另有"温熨法"或称"热熨法"，与熏洗同类，故附带介绍于后。

温熨法是将所用药物（有些需先研成粗末），放入锅内炒热（或加白酒、醋等佐料拌炒），再装入一绢布袋中（如系蒸热用，应先装药袋后再蒸），取药袋趁热熨摩患处或有关部位。温熨法具有温经散寒、通络止痛、软坚散结的作用。

本法主要是用来治疗各种痛症、寒症和阴症。本书中所介绍的各种跌打损伤后期，均可采用。温熨法的处方有多种，兹介绍简便而速效的方药于后。

小茴香 120 克、蚕沙 120 克、粗粒食盐 250 克，一齐放入锅内，炒至微焦，有香味出即可，用绢布分装两包，药包的温度大约控制在

45℃左右，用双手各执一包，热熨患部，以皮肤发热潮红为度。

腰背部痹痛，患者取俯卧位，将两个药包分别于脊柱两侧，沿足太阳膀胱经由上而下、再由下而上反复推动，至皮肤发热潮红或药包冷却为度。

四肢痹痛，除熨痛点外，上肢可熨肩髃、曲池、外关，下肢可熨环跳、阳陵泉、足三里、绝骨。此法也适用于中风后遗症引致的偏瘫，或损伤引致的截瘫。

胃痛或腹痛属虚寒者也可用温熨法，炎症属实热者禁用此法。

五、煎药方法

煎煮中药，广东人叫"煲药"，药煲得好不好，直接影响到治疗效果。

（一）煎药用具

以市场上出售的中药煲为合宜，也可用有盖的陶瓷砂锅，不宜用铝锅或铁锅等煲药，因为在高温煎药时会发生化学反应，产生副作用。

（二）煎药用水

古人煎药的用水有多种，如东流水、甘澜水、井泉水等。现在煎药除处方有特殊指出外，城镇通常用自来水，乡村也可用井水或溪水。

用水量要按处方中药物的多少、体积和重量，以及药物的吸水情况而定。一般用水量以能浸透药物，压平药物时水量淹过 3 厘米左右为宜，如需第二煎（翻煲）时，用水量可酌减。传统习惯以饭碗作为度量单位，中医师处方都会加以说明。

本书附方中的汤剂，都是头煎用水 4 碗煎取 1 碗，第二煎用水两碗煎取 1 碗。（1 碗容量按 250 毫升折算。）

（三）煎药火候

煎药火候有"武火""文火"之分。急火煎谓之"武火"；慢火煎谓之"文火"；介乎武火、文火之间的火候，可称为"中火"。

古人谓："急煎取其生而疏荡，久煎取其熟而停留。"煎药时，一般先武后文，即开始用武火，煎沸后用文火，或用中火，并需稍加搅拌，避免药物粘锅煮焦。

（四）煎药时间

药物在煎煮前应先浸泡30分钟，能使药物的有效成份更易煎出来。煎药时间的长短，是根据药物的质地、气味和疾病的性质而定。

凡以解表及气味芳香等药物为主的处方，头煎沸腾后，改用中火煎30分钟左右；凡以滋补及质地坚实等药物为主的处方，头煎沸腾后，改用文火约煎60分钟。二煎及其他类型处方的煎药时间可据此酌定，可以灵活掌握，不必拘泥。

（五）特殊煎法

某些中药需用特殊方法煎煮，中医师在处方时都会加以指出。

1. 先　煎

矿石类、介壳类药物，因质地坚实，应打碎先煎。凡处方中注明"先煎"的药物，药剂员在配方时都会另包，煎药时应先煮沸10～15分钟，再下其他药物。先煎的药物如磁石、龙齿、龟版、鳖甲、石决明等。

另有附子、川乌、草乌等，其饮片虽然已经炮制，但仍需文火慢煎才能提高药效并减低毒性。

2. 后　下

凡气味芳香，藉其挥发油取效者，应先煎处方中的其他药物，待快煎好前5分钟左右再放入，以防有效成分散失，如薄荷、木香、砂仁等。

3. 包 煎

为防止煎药后药汁浑浊及减少对消化道、咽喉的不良刺激，可用纱布袋将此类药物包好再入药同煎，如旋覆花、赤石脂、车前子之类。

4. 另 炖

某些贵重药，为了尽量保存其有效成份，避免同煎时被其他药物吸收，可另炖或另煎。如人参，应切成薄片，放入加盖的炖盅内，加水适量，隔水炖 2～3 小时。然后与煎剂兑匀内服。

又如贵重而又难以煎出气味的羚羊角，也同人参一样炖法，或用水磨汁，或锉成细粉调服。

5. 溶 化

溶化或称"烊化"。某些胶质、黏性较大而且易溶的药物，如阿胶、鹿角胶、饴糖等，在配方使用时应单独加温溶化，再与煎好的药汤混和，趁热充分搅拌，使之溶解，以免同煎时粘锅煮焦，影响药效。

6. 冲 服

散剂、丹剂、小丸、自然汁，以及某些芳香或贵重药物，需用冲服。如肉桂末，六神丸、生藕汁等，就不必与它药同煎，而需用药汤或开水冲服。

（六）服药方法

不少患者对服用中药，特别是汤剂（广东人叫苦茶）有畏惧心理。当然饮苦茶不如饮奶茶，所谓"良药苦口利于病"。实际上，中药的汤剂未必都是苦味的，如果搞成"药膳"，更可成为美食佳肴。但对大部分的疾病来说，中医师所开出来的处方，煎成苦茶，就不是那么可口的，如何面对服用中药，简述于后。

1. 服药时间问题

一般来说，汤剂宜在饭后1小时左右饮服，可减少对胃肠道的刺激。急病则不拘时间。慢性病也可煎汤代茶频饮。丹、膏、丸、散之类，一般每日服 2~3 次，饭后开水送服。

另外，根据病情，个别方药有特殊服法，应遵医嘱进行，否则会影响疗效。

2. 服汤剂的方法

一般来说，1日1剂，只煎1次，不用二煎。或煎两次，早晚分服。或将两次煎的药液混和，再分两次服亦可。

汤剂一般均宜温服，特殊情况者应遵医嘱进行。对于药味浓烈难饮的苦茶，可用少量频饮的方法，不宜一口气饮完，以防呕吐。在饮苦茶过程中，可嚼少许姜糖片，慢慢饮完。

3. 服药散的方法

药散（粉）的服法，通常是把一定量的药散先放入口中，再用开水送下，但有时不小心，药散会呛住咽喉；另一种服法，是把药散放在碗内，加开水调和再喝下去，但有时因药味过于浓烈而难于下咽，都有缺点。现介绍另一种药散的服法，能避免上述的缺点，使患者易于接受，其法如后。

先按医嘱，把一定量的药散放在碗内，再加入适量的蜂蜜，以能和药散调拌成稀糊状为合，然后将此药糊放入口中吞服，再用温开水过喉。

4. 服药丸的方法

中药丸通常有大小粒之分。小粒药丸如绿豆或梧桐子大，吞服并不困难。但如传统的跌打丸、大活络丹之类，其大小如龙眼，很难一次吞落。可先打开外层蜡壳，将丸放入口内慢慢嚼碎，再用开水送下；或先用小刀把丸切碎，再用开水送下；或将药丸放碗内，加少量开水炖溶再服。

（七）练功疗法

练功疗法，是运用活动肢体的方法来防止某些疾病（特别是损伤性疾患），促使肢体或内脏的功能加速康复的方法。古代称为"导引术"，属气功疗法的"动功"，现代也称"体育疗法"或"医疗体操"。

练功疗法在骨伤科临床，特别是损伤后遗症的治疗中占有重要的地位，是贯彻"动静结合"，即"固定与活动相结合"治疗原则的重要手段。

临床实践证明，伤肢关节活动与全身锻炼，对治疗损伤能起到推动气血的流通，和加速去瘀生新的作用，因此能增强骨质代谢，促使断骨迅速连接，并能使关节筋络都得到濡养，防止筋肉萎缩、关节僵硬、骨质疏松，有利于功能恢复。练功疗法是提高骨折组织修复能力的最有效措施。现在练功疗法已被列为中西医结合治疗骨折的基本原则之一。

练功疗法分局部锻炼、全身锻炼和器械锻炼三类。

"局部锻炼"的方法是使受伤的肢体进行屈伸、旋转、外展与内收等活动，而使关节筋肉的功能较快地康复，并防止发生关节僵硬、筋肉萎缩等后遗症。

"全身锻炼"的方法，是在全身各部进行全面锻炼，使全身各部，包括患部的关节筋肉以及内部的气血较快地恢复正常。

"器械锻炼"的目的，主要是加强受伤肢体的力量。常用器械有竹管、滑车、胡桃等。竹管用在膝关节，滑车用在肩关节，胡桃（或健身球）用在手指关节。

练功疗法应在医生的指导下根据病情选择适当的功法，然后循序渐进地进行锻炼。动作（招式）逐渐增加，次数由少到多，时间由短到长，不可性急。

跌打损伤一经妥善处理后（骨折已整复、固定好）即可开始练功。早期以局部锻炼为主，后期结合全身锻炼，必要时配合器械锻炼。

练功疗法是一种逐步收效的疗法，患者应有信心与恒心，坚持练功。某些功法在损伤痊愈后仍可终身奉行，不仅疗疾，亦且保健养生。

损伤后期，在练功前后可进行熏洗热敷，涂擦跌打推伤药酒，并作自我按摩推拿，效果更佳。练功次数一般每日 2～3 次。

全身各部练功姿式等具体内容，请读者参阅中医伤科学教材及拙著《气功知要》《药功薪传》（香港天地图书有限公司出版），有详尽说明及图示。

跌打损伤常用的中草药

跌打损伤常用的中草药，主要是活血祛瘀药、理气止痛药、接骨续筋药、壮筋健骨药、祛风除湿药、止血药等。兹将伤科常用的中草药的性味、功效与临床引用简述于后，以供自我调理应用时参考。

[川　芎]

性味辛，温。有行气止痛，活血调经之效。

川芎为血中气药，上行头目，下行血海，辛温香窜，走而不守。用于伤后胸闷胁胀、头重疼痛者；或伤后体虚，寒邪袭络，宫寒经闭者。用量5～10克，水煎服。

[丹　参]

性味苦，寒。有去瘀生新、调经止痛之效。

前人有"一味丹参饮，功同四物汤"的论述。用于内伤瘀结硬块者；或内伤气滞，肝胃疼痛者；或妇女内伤，少腹痞满，月经不通者。张锡纯"活络效灵丹"以本品为主药。用量10～15克，水煎服。

[泽　兰]

性味苦，温。有活血祛瘀，通经利水之效。

泽兰能行血利水，补而不滞，行而不峻，性质和平。用于伤后局部肿痛者；或伤后少腹瘀结腹痛者。泽兰配牛膝能治瘀血腰痛。又取新鲜泽兰叶、芙蓉叶、薄荷叶、桑叶，共捣烂，外敷跌打损伤有良效。用量5～12克，水煎服。外用适量。

[红　花]

性味辛，温。有活血通经，祛瘀生新之效。

红花有南红花、藏（番）红花的分别，二者功用相似。但南红花祛瘀活血的作用较强，而养血作用较差。藏红花性质较润，养血的作用大于祛瘀。用治少腹内伤，妇女经闭作胀，或月经失调者；或新伤骨折、挫伤而瘀血积滞者。南红花用量 3～10 克，水煎服。藏红花用量 1.5～3 克。可用滚水焗饮。

[桃　仁]

性味苦，平。有活血散瘀，通经润肠之效。

可用于治一切新旧内伤外损、瘀结肿痛。《伤科补要》的"鸡鸣散"，用大黄、归尾、桃仁，酒煎，鸡鸣时服，至天明攻下瘀血即愈。治从高坠下及木石所压，胸腹等部瘀血凝积，痛不可忍者，用量 5～10 克，水煎服。孕妇忌用。

[血　竭]

性味甘、咸，平。有活血散瘀，止痛生肌之效。

用治跌打损伤，血凝作痛，瘀结成块者，为"伤科七厘散"的主药。又凡一切血瘀、血聚而引致的疼痛、瘀肿皆可选用。每服 1～1.5 克，为丸、散或装胶囊中吞服。孕妇及妇女月经期忌服。

[桂　枝]

性味辛、甘，温。有发汗解表，温经通阳之效。

用治风寒湿引致的关节疼痛。桂枝有横通肢节的特点，故为上肢病的引经药。桂枝配麻黄能治无汗的风寒感冒，同时能温经通络，治骨节拘挛难伸、肢体冷痛等症。用量 3～10 克，水煎服。

[白花蛇]

性味甘、咸，温。有毒。有祛风通络，镇痉宣痹之效。

白花蛇又名"蕲蛇"。功能内走脏腑，外彻皮肤，透骨搜风，截惊定搐。用治风寒湿痹阻经络而致的骨节疼痛、肢体麻木不仁者。与穿山甲合用，效力倍增。用量 3 ~ 10 克，水煎服。研末每服 1 ~ 1.5 克。

[仙鹤草]

性味苦、涩，平。有收敛止血，解毒疗疮之效。

仙鹤草广泛用于各种出血症。并有凝血补损之功，为主配方可治网球肘。又民间治劳伤，配桂圆肉、红枣等。用量 15 ~ 30 克，水煎服。

[乳 香]

性味辛、苦，温。有活血祛瘀，行气止痛之效。

用治一切新旧挫伤、骨折，瘀血胀痛甚者；或胸腹内伤，气滞攻痛者。用量 3 ~ 10 克，水煎服。或入丸、散剂。

[没 药]

性味苦，平。有活血祛瘀，消肿止痛之效。

治同乳香。二者皆能止痛、消肿、生肌。但乳香偏于行气活血、通经活络，没药偏于祛瘀散血。乳香偏于气分，没药偏于血分，常并用称"乳没"。乳没入汤剂则粘稠难饮，可装入胶囊内吞服，用量同乳香。乳没配麻黄、马钱子等分为末，名"九分散"，治跌打旧患有良效。每次服用量"九分"故名。

[五灵脂]

性味甘、腥、燥，温。有活血通经，祛瘀止痛之功。

五灵脂能理血气之刺痛；血闭能通，经多能止；能治男女一切心腹胁肋诸痛，为治跌打损伤的要药。

五灵脂为鼯鼠的粪便，以武当山出产者为极品。因为其他地方的鼯鼠是以坚果、嫩叶、甲虫为食，但武当山的鼯鼠却专食金钗石斛。故其粪便的药效非同一般。干燥零散的粪粒称为"灵脂米"，药性稍次；与尿黏结的粪块称为"糖灵脂"，药性为上等。配蒲黄等分为末，名"失笑散"，治血瘀致痛良效。

用量3～10克，水煎服。或入丸、散剂。

[当　归]

性味甘、辛、苦，温。有活血化瘀，和血补血之功。

用治跌打损伤，血瘀凝滞作痛者；或风湿痹阻，头痛、腰痛、肢节酸痛者。

当归头功能补血；当归尾功能破血，全当归功能和血。当归尤长于调经，为妇科要药。用量5～15克，水煎服。

[牛　膝]

性味苦、酸，平。有活血散瘀，补益肝肾之效。牛膝有怀牛膝、川牛膝、土牛膝三种。补肝肾、强筋骨，多用怀牛膝；活血祛瘀、利尿通淋、引血下行，多用川牛膝。土牛膝功同川牛膝，兼能清热解毒。临床单用本品治白喉、小儿肺炎、咽喉肿痛有效。孕妇忌用。用量10～15克，水煎服。

[赤　芍]

性味酸、苦，寒。有活血化瘀，通经止痛之效。

用治一切新旧挫伤、骨折，瘀肿疼痛者；或跌打内伤，胁肋疼痛、血热吐衄等症。用量5～10克，水煎服。

[延胡索]

性味辛、苦，温。有活血祛瘀，行气止痛之效。

用治胸腹内伤，气滞胀闷，脘腹疼痛者；或跌打损伤，血瘀阻滞，痞块按痛者。本品的止痛作用显著，作用部位较广泛，且持久而不具毒性，是比较优良的止痛药。《圣惠方》中的“金铃子散”，以本品与川楝子等分为末，内服治诸般痛症。用量5～10克，水煎服。或研为末吞服，或随汤药冲服，每次1～1.5克。孕妇忌用。

[刘寄奴]

性味苦，温。有活血止痛，通经消食之效。

用治跌打损伤，瘀结肿痛等症；或旧伤瘀积，时时作痛者，用刘寄奴、泽兰、金钱草各 15 克，水煎服。刘寄奴有南北之分，北刘寄奴又称阴行草，用治跌打，南刘寄奴又称奇蒿，兼有消食的功效，故别名"化食丹"。用量 10～30 克，水煎服。

[香　附]

性味辛、苦，平。有疏肝理气，调经止痛之效。

香附为最常用的理气开郁药，其性宣畅，能通行十二经及奇经八脉的气分。用治胸腹岔气，扭迸内伤，气滞郁结等症。古方"独圣散"治痛不止，气滞血凝。用香附姜汁浸一夜，炒研末，每服 5 克，童便温送下，或开水亦可。以酒、盐、姜汁、童便分次炒制者，名"四制香附"，治跌打损伤更佳。用量 5～10 克，水煎服。

[自然铜]

性味辛，平。有散瘀止痛，接骨续筋之效。

自然铜须煅过才能入药。对促进骨折愈合有专长，为伤科接骨要药。《袖珍方》治骨折，以之与地鳖虫同研为散服。古方"神仙接骨丹"，用自然铜配古冢铜钱等分为末，重伤酒调服 1 克，骨折自合。多入丸、散剂，用量每次 1 克。

[白　芷]

性味辛，温。有祛风解表，消肿止痛之效。

白芷有散风、除湿、通窍、排脓、止痛五大功能。古方"都梁丸"用白芷为末蜜丸，治头痛良效。"护心丹"以白芷配木耳为丸，"未打之前先服此药，打之不痛，亦不打死。"供参考。"白金散"治刀剑伤疮，用白芷为末，清油调敷。用量 3～10 克，水煎服。为末每服 1～3 克。

[槟　榔]

性味辛、苦，温。有行气利水，杀虫消积之效。

用治因气滞、气逆所致的胸腹胀闷、嗳气呕逆、腹满便难、痢疾、脚气水肿等症。"伤科四物汤"以槟榔行气为君药，作为跌打损伤的基本方。当代中医学家秦伯未称"槟榔能祛湿，湿去则三焦宣利"，极赞其药效。用量 3~10 克，水煎服。

[地鳖虫]

性味辛、咸，寒。有小毒。有破血逐瘀，接骨续筋之效。

地鳖虫又名蟅虫或土鳖虫。用于活血通经、消散症瘕的药方有"大黄蟅虫丸"。对闪腰岔气、疼痛不能转侧，可用地鳖虫九只，焙黄研末，一日量，分两次服用。配伍降香、当归尾，名为"胜金散"，能消瘀降气止痛。又为接骨丹的主要药物，接骨续筋有奇效。用量 3~10 克，水煎服。散剂每次 1~2 克。孕妇忌用。

[骨碎补]

性味苦，温。有活血祛风，接骨续筋之效。

用治跌打损伤、筋断骨折、瘀肿疼痛之症。内服用骨碎补 30 克、地鳖虫 15 克，共研细末，每服 5 克；外用取骨碎补新鲜根叶适量，捣烂外敷患处。用量 6~15 克，水煎服。

[续　断]

性味苦，温。有补益肝肾，接骨续筋之效。

用治跌打损伤，筋断骨折，外伤肿痛等症。又治肾虚而致的腰酸腿软，行走不利等症。用量 10~15 克，水煎服。

[狗　脊]

性味苦、甘，温。有除风燥湿，壮筋健骨之效。

用治肝肾虚弱，气血不足，兼受风寒湿邪所侵的腰脊疼痛，腿软乏力等症。又为脊椎骨折的必用药。狗脊毛炒炭用于外伤止血。用量 10~15 克，水煎服。

[五加皮]

性味辛，温。有祛风除湿，强筋健骨之效。

南五加皮多用于强壮筋骨，治脚软无力；北五加皮有强心作用，多用于利湿，治水肿。南五加皮配本瓜、牛膝，研末服用，可治小儿脚软不能行走。"五加皮酒"有祛风湿、壮筋骨、强腰膝的功效。用量 10～15 克，水煎服。

[淫羊藿]

性味辛、甘，温。有峻补肾阳，强筋健骨之效。（别名仙灵脾）

用治因风寒湿所致的四肢肌肤酸痛，麻木不仁，或关节疼痛，腿软无力者。又治脊髓痨、脊髓炎等所致的截瘫。配桑寄生治下肢麻痹。能兴奋性机能而治阳痿。用量 10～15 克，水煎服。或入丸、散剂，或浸酒内服。

[地　龙]

性味咸，寒。有清热熄风，活络通痹之效。

用治腰脊闪挫，血凝瘀滞，动则疼痛者，可用地龙配地鳖虫等分为末，每服 3 克，良效。或寒湿内袭，经络作痛，配伍川、草乌等，如小活络丹。

地龙即蚯蚓，取活蚯蚓（洗净泥沙）若干条，加白糖适量，使其化为黏液，以此液涂敷患处，有消肿止痛之功。用量 10～15 克，水煎服。为末每服 1～2 克。

[生地黄]

性味甘、苦，寒。有凉血止血，滋阴润肠之效。

生地用治骨折、挫伤，青紫肿痛者；或跌打损伤出血而阴虚内热者；或热痹关节红肿疼痛者。生地经反复蒸晒者称熟地，为补血要药，又善滋阴，常用于骨折后期调补。用量 10～30 克，水煎服。

[黄　柏]

性味苦，寒。有清湿热、泻火毒，退虚热之效。

用治挫伤或骨折初期瘀肿疼痛者。配苍术等分为末，姜汁泛丸，名"二妙丸"，治湿热骨酸。加牛膝名"三妙丸"，治湿热痿痹足疾。

又凡跌打损伤出现阴虚发热、骨蒸盗汗等症，均可配方应用。用量 3～10 克，水煎服。

[大 黄]

性味苦，寒。有攻积导滞，活血祛瘀之效。

大黄善于荡涤胃肠实热，清除燥结积滞，为苦寒攻下要药，如承气汤类。跌打损伤初期，见有实证便秘者，必用大黄，以攻下瘀积。大黄生用，后下则泻下力峻；蒸熟则泻下力缓；酒炒兼能行血；炒炭则能止血。

大黄配当归名"导滞散"，治跌打损伤瘀血在内，胸腹胀满等症；配杏仁名"鸡鸣散"，治跌打损伤瘀血在内、闷绝气闭等症。用量 3~15 克，水煎服。

[威灵仙]

性味辛，温。有祛风除湿，通络止痛之效。

威灵仙有宣风通气的专长，能宣通五脏，走窜十二经脉，兼能除痰消积。用治全身关节疼痛，屈伸不利等症。本品又为中风后遗症调理的要药。用量 3~10 克，水煎服。

[人中白]

性味咸，寒。有清热解毒，祛瘀止血之效。

古方"玉龙散"，用人中白，醋煅七次为末，每服 2 克。治跌打损伤，昏晕而极重者。又名"接骨丹"，用治血热引起的咯血、衄血等症。用量 3~10 克，水煎服。

[三 七]

性味甘、苦，温。有散瘀止血，消肿定痛之效。

三七产云南者称"田七"，常用于各种出血症。有祛瘀生新之功。为末外掺能粘合伤口而止血定痛。古称三七为跌打圣药，"云南白药"就是以田七为主药的著名跌打中成药。用量 3~10 克，水煎服。为末每服 2~5 克。外用适量。

[无名异]

性味甘，平。有活血祛瘀，消肿止痛之效。

用治金疮折伤内损。古方治打伤肿痛，用无名异为末内服。又"接骨一厘丹"，用无名异配自然铜、狗脊、麝香为末内服。又《疡医准绳》的"代杖丹"，用无名异配方，用于犯人临杖预服，则杖不甚痛，亦不甚伤。

代杖丹在《江氏伤科学》称"刑杖方"，歌云："既救诸伤又救刑，乳香没药合无名，地鳖再加真猴骨，然铜宜以醋来烹，六味一同研细末，炼蜜合成打弹丸，临用须饮三杯酒，哪怕黄昏打到明。"本品不入煎剂，为末每服 3 ~ 10 克。

[马钱子]

性味苦，寒。有毒。有攻毒散结，活络止痛之效。

用治跌打损伤，风湿痹痛，拘挛麻木，以及肢体瘫痪、神经麻痹等症；又用治多种恶性肿瘤。本品不入煎剂。作丸，散服，每日不超过 0.6 克。本品有兴奋脊髓、延脑等作用，服用过量可引致肢体颤动、惊厥、血压升高、呼吸急促或困难，甚至昏迷等中毒症状。故应注意炮制及严格控制剂量。孕妇禁用。

注： 伤科著名的接骨续筋药"跳骨丹"，就是以马钱子为主药，配伍枳壳、羌活、独活、北细辛、黄芪、红花、血竭、乳香、没药、台乌、狗脊、土鳖虫、三七、朱砂、骨碎补、潼蒺藜、自然铜、飞天蜈蚣等共十九味药，经特殊方法炮制而成。福建中医学院附属福州屏山制药厂有成药出售，名"跳骨片"。

伤科常见病的自我调理

阅读本章，宜参考《人体解剖图谱》，较易明了。

一、落　枕

落枕又称"失枕"，是由于睡眠时姿势不正，枕头过高或过低，持续牵拉颈项部筋肉，引致颈项部一侧牵拉性疼痛，活动受限引起的。

（一）病因病理

睡眠时枕头质地过硬，过高或过低，或睡眠的姿势不良，颈项过度偏转，均可使局部肌肉处于过度紧张状态，发生静力性损伤。

项背部遭受风寒侵袭也是常见的因素，如严冬受寒，盛夏贪凉，冷气吹袭等，均可使项背部某些肌肉因风寒外束皮毛而导致气血凝滞、经络痹阻、功能障碍。

（二）自我诊断

早晨起床，自觉颈项部疼痛不适，活动欠利，头部歪向患侧，不能自由旋转。欲转头向后看时，需要整个躯体随之转动。

兼风寒外束者，则有头痛、恶风、微热等表症。

（三）自我调理

1. 自我按摩法

以手掌心横置颈项部，来回摩擦，直至皮肤有温热感。然后以手指用力按压痛点，不要移动，同时慢慢转动颈部数次即可。

2. 局部热敷熏洗

取生姜 60 克左右，切片，用水 3 碗，煎煮 10 分钟，把生姜水倒入面盆内，再加适量滚水，用毛巾沾湿，拧至半干，趁热外敷患处，反复进行，直至水凉为止。

3. 外敷伤湿止痛膏

先在伤湿止痛膏中央部，撒上少许丁桂散（见附方一），对准患部痛点敷贴。局部肿痛严重者，可外敷退癀膏（见附方六）。

4. 内服药物

落枕一般不需内服药物，或可内服凉筋散（见附方十）。兼见风寒外束者。可内服羌活牛旁汤（见附方二）。

二、肩周炎

肩周炎的全称是"肩关节周围炎"，是肩关节囊和关节周围软组织呈慢性炎症反应，引起肩关节周围广泛粘连和活动障碍的一种病变。中医古称"漏肩风"，属痹症范畴。多发生于 50 岁左右的妇女，故有"五十肩"之称，若关节活动障碍明显，即称为"冻结肩"。

（一）病因病理

一般认为，肩周炎的病理主要是慢性退行性变化，引起关节囊和关节周围组织产生慢性无菌性炎症。

年老体虚，肝肾不足，气血凝滞，以致筋骨失养，加之长期劳损，复感受风寒湿邪侵袭而诱发。

某些患者与感染病灶，或内分泌机能紊乱亦有一定的关系。亦有少数病例，因肱骨外科颈骨折或脱位之后，引起筋络损伤而继发肩周炎。

（二）自我诊断

肩周炎多见于 50 岁以上的中老年人，故年龄常可作为诊断的依据。发病早期，肩关节呈阵发性钝痛，以后逐渐呈持续性酸痛或刺痛，昼轻夜重，睡眠时常会痛醒。

后期肩部广泛压痛，且见三角肌萎缩，肩部各方向活动均受限制，尤其以肩关节外展、上举和后伸、内旋为著，甚至不能梳头、穿衣。晚期肌肉由痉挛迅速发生强度粘连，肩关节的所有动作均受限制，形成所谓"冻结肩"。

（三）自我调理

肩周炎初期疼痛，虽然有自动痊愈的趋势，但病程迁延，甚至长达 1～2 年，且功能难以完全恢复，所以病应从浅处医。笔者治疗此症，采用内服中药、推拿、练功三结合的方法，疗效令人满意。此外，封闭疗法、针灸疗法、中药离子导入疗法，以及超短波、磁疗等均可选用。

1. 内服中药

以祛风湿、温经络、补气血为主。通常可以内服宽筋通痹汤（见附方三），或小活络丹（见附方十二）。

2. 推　拿

在肩周炎早期即可施行，而在肩周炎后期，采用推拿对促进肩关节活动功能的恢复有重大作用，但自行推拿难以做到，故应就医推拿。

3. 练　功

采用"通背功"与"练功十八法"第一套（见拙著《药功薪传》与《气功知要》均为香港天地图书有限公司出版）可以自学，一见即明。此外可常做下列两种练习。

（1）手指爬墙锻炼：患者面对墙壁，用患肢手指接触墙壁，并每次逐步向上移动。每日练习数次。

（2）拉滑车锻炼：在屋柱上装一滑车悬挂绳索，患肢与健肢的手分别握住绳索两端，以健肢的手牵拉绳索的一端，带动患肢上举，反复进行。每日练习数次。

三、网球肘

网球肘，即"肱骨外上髁炎"，或称"桡侧伸腕肌腱炎"，因多发于网球运动员，故有"网球肘"之称。其发病与职业有密切的关系，例如木工、钳工、水电工、装修工等，因工作时需要经常作旋转前臂和屈伸肘关节，长期劳损而发病。

（一）病因病理

手腕和肘部反复用力屈伸，会使前臂伸肌附着部，即肱骨外上髁受到牵拉，导致骨膜撕脱，骨膜下充血，引起肱骨外上髁无菌性骨膜炎，血肿机化进而钙化，使局部增厚突起。或有部分患者，素体气血虚弱，筋络失却濡养，复感风寒湿邪，致使局部的微细血管神经束绞窄、桡神经关节支神经炎，产生气血凝滞、筋脉拘挛的症状。此型多见于老年妇女。

（二）自我诊断

患者有肘部急性损伤或肘关节反复屈伸劳损的病史，职业可供参考。患者主诉肘外侧局限性疼痛，可放射到前臂及腕部或上臂。检查时，在肱骨外上髁区有明显压痛。若把患者肘关节伸直，腕关节掌屈，手握拳，然后将前臂旋前，在肘外侧激发疼痛为阳性，称为"米勒斯征"，是检查本病的特殊方法。

（三）自我调理

1. 休　息

急性期疼痛严重者，应充分休息，避免肘部过度疲劳，可用三角巾之类把患肢屈肘悬吊胸前，直至疼痛减轻为止。

2. 局部热敷熏洗

用跌打青肿洗方（见附方四）熏洗患处，每日1~2次。

3. 自我按摩

用拇指指腹沾跌打推伤药酒（见附方五）揉摩患处数分钟，力度中等，可以促进局部血液循环，有利消除炎症。

4. 外敷退癀膏

早期外敷退癀膏（见附方六）；后期外敷七吊膏（见附方八）。

5. 内服药物

内服仙鹤舒筋汤（见附方九）或小活络丹（见附方十二）。

四、肘后滑囊炎

肘后滑囊炎又称"尺骨鹰嘴滑囊炎"。较常发生于采矿工人，所以又有"矿工肘"之称。

肘关节后侧尺骨鹰嘴有一滑囊，常因撞伤，或长期存在用肘后部支撑工作，使此滑囊因受摩擦而肥厚、渗出和纤维化，导致本病。若日久不愈，可影响肘关节的屈伸功能。

（一）病因病理

本病是发生在肱骨外上髁及其附近的疼痛综合征候群，常见于经常用力旋转前臂、屈伸肘关节者。

一般认为本病是由于腕伸肌腱在肱内外上髁附着处，经常过猛地牵扯、扭伤，或部分纤维撕裂伤，使局部轻微出血而产生粘连所致。

也有认为是由于桡肱滑囊位于桡肱关节上，它在伸指总肌和旋后短肌之间，可由于附着于肱骨髁上的肌腱劳损、外伤或炎症而发生症状。

（二）自我诊断

有明显外伤史或肘后长期支撑工作史。主诉肘后疼痛，肘关节屈伸时更为明显。

肘尖部可触到囊样肿物，位于皮下，质软，有轻度波动感，伴压痛，皮色大都不红。如伴有继发感染，则有红肿、疼痛，患肢无力等症状。

（三）自我调理

1. 自我按摩法

用健侧拇指沾跌打推伤药酒（见附方五）按揉痛点及周围，每次 5 分钟左右，每日 2～3 次。

2. 局部热敷熏洗

用腱鞘炎熏洗方（见附方七）先熏后浸，水凉为止，每日熏洗1～2 次。

3. 外　敷

早期外敷退癀膏（见附方六）；后期外敷七吊膏（见附方八）。

4. 内服药物

内服仙鹤舒筋汤（见附方九）或单用生薏仁 60 克，水煎代茶饮，也有良效。

5. 固　定

症状严重者应避免屈伸肘关节，必要时可用布巾之类把患手悬挂胸前。

五、桡骨茎突腱鞘炎

桡骨茎突腱鞘炎的全称是"桡骨茎突部狭窄性腱鞘炎"。狭窄性腱鞘炎在指、趾、踝等部均可发生，但以桡骨茎突部及第一掌骨头部的腱鞘炎最为多见。由于腱鞘因损伤而发生纤维变性，引起鞘管狭窄，肌腱在鞘管内活动受限制，因此称为狭窄性腱鞘炎。

（一）病因病理

本病的发生与职业有密切关系，如包装工人、制鞋工人，常抱小孩、拧洗衣服的人等，需要经常持续外展拇指，使肌腱在腱鞘内不断地摩擦运动，可以引起腱鞘的损伤性炎症。

腱鞘由于炎症，会逐渐增厚，而使腔道狭窄。严重者在鞘内滑动的肌腱可变细，但其上下端则稍变粗，呈葫芦状。当肌腱肿胀后，鞘内的张力增加，即产生疼痛及功能障碍，所以称为狭窄性腱鞘炎。

（二）自我诊断

患者无明显急性外伤史，但有引起慢性损伤的病史。主诉腕部桡侧及拇指周围疼痛，腕部无力。活动可有不同程度之限制。

在桡骨茎突部有明显压痛点，或有轻度肿胀，有时可摸到硬的颗粒样突出，疼痛或可放射至手、前臂。

自我检查法：使患手拇指内收握拳（即四指合拢握住拇指），然后使腕向尺侧偏屈，这时会引起腱鞘部的紧张，使腱鞘内压力增加，桡骨茎突部即发生剧痛，就是本病。

（三）自我调理

1. 自我按摩法：用健侧拇指沾跌打推伤药酒（见附方五）在患处按揉，并沿桡骨由远端向近端推抹，每次按摩数分钟，每日 2 ~ 3 次。

2. 局部热敷熏洗：用腱鞘炎熏洗方（见附方七）先熏后浸，水凉为止，每日熏洗 1 ~ 2 次。

3. 早期外敷退癀膏（见附方六），后期局部有硬结时可外敷狗皮膏（见附方十六）。

4. 内服宽筋通痹汤（见附方三）。

5. 如自我调理仍不见好转，且反复发作，应调整工种，避免腕部过多动作，必要时可用布巾之类把患手悬挂胸前。

六、腕部扭挫伤

腕部有八块腕骨，分二行排列，近排腕骨与桡骨远端构成腕关节。尺骨下端由三角软骨盘与腕关节隔开，不直接参与腕关节。尺、桡骨下端由掌侧和背侧韧带附着固定，构成下尺桡关节。

（一）病因病理

腕部构造比较复杂，且活动频繁，故易发生急、慢性损伤。如跌仆时手掌或手背先着地，重力迫使腕部过度掌屈或背伸，即可导致腕部韧带或筋膜扭挫伤。

日常生活或劳动，用手强力拧转物件，或进行球类运动，如打篮球、打排球，推铅球等，都易发生腕关节扭挫伤。

（二）自我诊断

损伤后腕部肿痛、或酸痛无力，腕关节活动功能障碍。若下尺桡关节韧带损伤，可摸到尺骨小头较为隆起，按压时有松动感。

要与无移位桡骨远端骨折、腕舟骨骨折、掌骨骨折相鉴别。无移位桡骨远端骨折压痛点局限在桡骨远端。腕舟骨骨折压痛点局限在阳溪穴部位。掌骨骨折压痛局限在掌骨。必要时拍 X 光片，可明确诊断。

（三）自我调理

1. 自我推拿法：用健手握患手，对抗牵引数分钟，最后自行转动患腕数次。再用健手沾跌打推伤药酒（见附方五）在患处推揉数分钟。

2. 肿痛明显者，外敷退癀膏（见附方六）

3. 早期可内服凉筋散（见附方十）；肿痛明显者，可内服消肿活血汤（见附方二十）。

4. 陈旧性腕关节扭挫伤，以致腕关节酸软乏力，活动不灵活者，可用跌打暖筋洗方（见附方十一）熏洗，内服小活络丹（见附方十二）。

七、指间关节扭挫伤

指间关节扭挫伤日常甚为多见，特别是青少年进行球类运动时更易发生。在家务劳动或机械生产过程中，稍有不慎，也常会引起指间关节损伤。

（一）病因病理

人体各掌指关节、指间关节均有关节囊，它的两侧均有坚强的副韧带附着以稳定关节，当指间关节伸直时，两侧副韧带紧张，不能做收展动作，故在伸直韧带时受伤机会较多。

当指尖受到猛烈冲撞时，手指会被迫向侧方弯曲，可发生指间关节侧副韧带或关节面软骨损伤。严重时可引起韧带断裂或关节囊破裂，出现关节不稳，并发指间关节脱位或半脱位。

（二）自我诊断

指间关节扭挫伤多发生于远端指间关节。受伤后，指间关节剧烈疼痛，并迅速肿胀，常强直于几乎伸直的位置，严重者手指不能屈伸。

检查患者指间关节有明显压痛，做被动侧方活动时疼痛加重。如侧副韧带断裂，则指间关节不稳，有侧向异常活动。若出现明显畸形，则可能是指间关节脱位。

（三）自我调理

1. 自我理筋手法：以健手拇指及食指捏住患指末节向远端牵引，使指间关节间隙拉宽，如属脱位或半脱位，也是用此法复位。如听到"嘀嗒"一声，即是复位成功的信号。

牵引拔伸后继续将患指关节轻轻屈伸，并用跌打推伤药酒（见附方五）推揉按摩，理顺指间关节周围筋络。

2. 局部肿痛明显者，可外敷退瘙膏（见附方六）

3. 损伤日久，肿痛未全消，指间关节屈伸不利者，可用跌打暖筋洗方（见附方十一）熏洗患指。

4. 早期肿痛可内服凉筋散（见附方十）；后期指间关节屈伸不利可内服小活络丹（见附方十二）。

八、弹响指

弹响指又称"扳机指"，它的全称是"屈指肌腱腱鞘炎"。是因慢性劳损，使腱鞘增厚而引起手指疼痛、功能障碍的病变。多发于拇指、中指与第四指，又以拇指最常见，故又称"拇长屈肌腱腱鞘炎"。以中老年妇女多见。

（一）病因病理

长期手握硬物操作，可使纤维骨管受到硬物和掌骨头的挤压、摩擦，产生腱鞘的增厚和狭窄，最常发病处是各指屈肌腱健鞘的起端，即位于掌指关节掌骨头的掌面。

经常遭受寒冷刺激，以致腱鞘周围气滞血瘀，产生慢性无菌性炎症，因水肿、渗出，使腱鞘增厚和狭窄，也会使肌腱在鞘管内滑动困难。

严重时发展为弹响指，即肌腱在鞘管外形成一个膨大部，而鞘管内部分则变细，影响指间关节的屈伸活动，而处于半屈曲状态。

（二）自我诊断

绝大多数患者有劳损史。主诉拇指或手指酸痛无力，在屈伸时有弹响声，每于晨起疼痛明显，活动手指后即觉减轻。

患者的掌骨头掌面可触及硬性结节，并有压痛。弯曲手指时，患指突然停留在半弯曲的闭锁状态，再用力屈指时，就出现如扣动扳机的跳动动作，有时伴有弹响声，故有"扳机指"与"弹响指"之称。

伸直手指也会出现同样的闭锁现象，这种既不能屈，又不能伸的情况，有时需要用健手去帮助才能解除。

（三）自我调理

1. 自我按摩法：取跌打推伤药酒（见附方五）一茶匙，再取丁桂散（见附方一）适量，调成糊状，用健手拇指指腹沾少许药糊，揉摩患处，每次 15 分钟，每日 3 次。或配合跌打暖筋方（见附方十一）熏洗后进行。

2. 局部热敷熏洗：用跌打暖筋洗方熏洗患指。可将药液倾入漱口杯中，再把患指或五指全部浸入药液中，水凉为止，每日熏洗 1 ～ 2 次。

3. 外敷退癀膏（见附方六）。如日间敷药不便劳作，可在每夜临睡前敷药，翌晨除去。

4. 可内服宽筋通痹汤（见附方三）。

九、背肌筋膜炎

背肌筋膜炎俗称"背痛"，是一种中老年人常见的慢性病。多因背部损伤后治疗不当，或职业性劳损，或风寒湿邪侵袭背部等原因所致。

本病多与疲劳过度或天气变化有关，属于中医学的"痹症"范围，通常以"风湿"论治。

（一）病因病理

背部肌肉、筋膜因急性扭挫伤，或慢性劳损产生无菌性炎症。由于渗出、水肿，日久不愈可致肌肉纤维粘连、变性。如复感风寒湿邪，会使背部疼痛加重，尤以夜间及阴雨天疼痛更为显著。

（二）自我诊断

背部有外伤史、劳损史及风寒湿邪侵袭病史。

背部疼痛早晨较甚，但稍活动后减轻，疲劳后症状又加重。自觉背部僵硬沉重。

背部疼痛与气候变化有关，如遇阴雨天、潮湿环境、风寒吹袭等，可使症状加重。

X线检查，胸椎与肩胛骨无骨质破坏，有时可见脊柱侧弯，或椎体轻度增生。亦有先天变异，在负重时不平衡而引起背痛。

（三）自我调理

1. 预防胜于治疗。某些职业与背痛有密切关系，如伏案写作或操作人员，最好能每日做背肌的锻炼，如"练功十八法"第一套（见拙著《气功知要》香港天地图书有限公司出版）。已有背痛患者，坚持每日做背肌锻炼，有显著的治疗效果。

2. 局部热敷熏洗：可用跌打暖筋洗方（见附方十一）热敷患处。

3. 用少许丁桂散（见附方一）撒在伤湿止痛膏的中央部分，然后敷贴在患处。

4. 可内服羌活牛旁汤（见附方二）或葛根桑络汤（见附方十三）。

5. 如背痛日久不愈者，可内服小活络丹（见附方十二）或旧伤去积散（见附方三十）。

十、腰部扭挫伤

腰部扭挫伤是常见的腰部伤筋疾患，可分为扭伤与挫伤两类。腰部扭伤多为间接暴力所致，而挫伤则多为直接暴力所致。

（一）病因病理

扭伤多发生于腰骶，骶髂关节、椎间关节，或两侧骶棘肌等部位，常因搬运重物用力过度或体位不正所引起。可常见于激烈运动之前，没有充分的热身准备，当脊柱屈曲时，两旁的伸脊肌，特别是骶棘肌收缩，以抵抗体重和维持躯干的位置，而使肌纤维扭伤，甚或撕裂。

挫伤多为车辆撞击，重物挫压等。致使腰部肌肉瘀肿、疼痛、活动受限，严重者还可合并肾脏损伤。

（二）自我诊断

有急性外伤史，伤后腰部立即出现剧烈疼痛，不能自行缓解，腰部不能挺直，行走不利。严重者在咳嗽、喷嚏，或用力排便时，均可使疼痛加剧。且卧床后辗转困难，不能自行起身，需靠他人扶助。这些症状通常是腰部扭伤所致。

如扭伤特别严重，腰椎椎间小关节受过度牵引或扭转，可致骨节错缝或滑膜嵌顿，或引起腰椎间盘突出，须就医诊治。

腰部挫伤可在被撞击处摸到压痛点，或者瘀血肿胀，或合并皮肤擦伤，一般较易诊断。若挫伤合并肾脏损伤，可出现血尿等症状，须就医诊治。

（三）自我调整

1. 伤后宜卧硬板床休息，以减轻疼痛，缓解肌肉痉挛，防止加重损伤。

2. 自我推拿法：取正坐位。用手沿脊柱两侧，上下来回摩擦数分钟，然后以手指腹用力按压痛点（或称阿是穴），同时腰部慢慢向左右后方向旋转，来回数次。（挫伤不宜推拿）。

3. 扭伤或挫伤，均可在患处外敷退癀膏（见附方六）。挫伤有皮损者。宜先消毒干净，保护伤口，再外敷紫草膏（见附方十四）。

4. 内服腰痛宁（见附方十五）或消肿活血汤（见附方二十）。

十一、腰部劳损

腰部劳损是指腰部肌肉、筋膜与韧带软组织慢性损伤，包括腰肌劳损、棘上韧带劳损、棘间韧带劳损、腰背筋膜劳损、臀部筋膜劳损、髂腰韧带劳损等。

（一）病因病理

由于腰部筋膜韧带肌肉等组织相互之间的解剖位置接近，任何一种软组织病变均可于腰部出现疼痛症状。

腰部劳损的发生常是内、外因综合的结果。外因方面常见腰部长时期保持不良姿势，或急性损伤未得到及时合理的治疗，或腰部经常受风寒湿的侵袭。内因方面如患者存在着某些腰骶部的先天性畸形，或缺乏劳动、运动，腰部肌肉及韧带比较薄弱，成为外因发生损伤的基础。腰部劳损为中老年人最常见的疾病之一。

（二）自我诊断

最常见的腰部劳损是"腰肌劳损"。

腰的一侧或两侧发生弥漫性疼痛，通常自己不能觉察疼痛的正确位置。劳累时疼痛会加重，休息时会减轻或消失。但也有少数患者休息时也不会减轻疼痛。

腰部其他部位软组织的劳损，通常在该局部出现压痛点，可资鉴别，就不一一详谈了。

（三）自我调理

1. 自我推拿与练功法：正坐位，先用手揉按患处数分钟，再用力上下摩擦数分钟，使局部产生热感为度。然后双手叉腰，慢慢向左侧转动腰部，至最大限度为止，再如法慢慢向右侧转动，重复数次乃止，称为一回。每日做，可间断做 2~3 回。不宜多做。过度练习反而不好。

2. 热敷熏洗法：可用跌打暖筋洗方（见附方十一）热敷腰部患处。每日 1 次。

3. 外敷狗皮膏（见附方十六），或掺少许丁桂散（见附方一）。

4. 可内服补肾壮筋汤（见附方十七），或独活寄生丸（见附方十八）。

5. 体育疗法：每日练习"练功十八法"第二套（见拙著《气功知要》香港天地图书有限公司出版），有治疗和预防腰部劳损的作用。

十二、髋关节滑囊炎

髋关节的解剖结构相当稳定，所以伤筋的机会较少。髋关节滑囊炎以小儿为多见，通常因劳累或受凉后，突然发生髋部疼痛，患腿常处于半屈曲姿势，引致跛行。

（一）病因病理

髋关节过度活动及轻度外伤，即可导致外伤性大转子滑囊炎。转子滑囊位于臀大肌与大转子外侧之间，髂耻滑囊位于髂腰肌和耻肌之间，常与髋关节相沟通。

急性滑囊炎时，局部疼痛和压痛，并可出现大转子后方或股三角区肿胀疼痛，可因坐骨神经受压或刺激而沿大腿前侧放射至膝部与小腿内侧。

（二）自我诊断

患儿出现跛行，初诉髋关节痛外，并诉膝痛。平卧时不愿伸直其患腿，使患腿处于屈曲外展和外旋位，以松弛臀大肌的张力，减少疼痛。

检查患腿，平卧位将两下肢拉直，患腿有轻微增长的表现，若将患肢膝关节屈曲，将小腿架于健腿上，患腿的髋部则会出现疼痛及活动受限。患儿无发热及全身症状。

临床应与儿童的其它髋关节疾患相鉴别，如幼年股骨头骨骺炎、髋关节结核等。本病的许多症状，很可能是上述二种病的早期症状，应注意鉴别。

本病的特征是来势较猛，但预后较好，病程较短，通常经适当治疗及卧床休息 1～2 周，即可痊愈。

（三）自我调理

1. 家长为患儿按摩法：先使患儿仰卧床上，然后将两下肢屈髋屈膝，并使两膝部靠拢，再扶按双下肢作左右来回旋转数次，最后将双下肢向下牵拉放平（成人患者推拿同此法）。须卧床休息 1~2 周。

2. 局部疼痛处可外敷退癀膏（见附方六）。

3. 成人可内服三妙桑络汤（见附方十九）。

4. 小儿因中药汤剂味苦难以服用，可单用生薏仁 30 克，水煎代茶，随意饮之。每日一剂，连服 5~10 剂无妨。薏仁有清热、利湿、健脾、除痹的功效。《神农本草经》载："主筋急拘挛不可屈伸"，对本症甚为适合。

十三、膝关节侧副韧带损伤

膝关节韧带损伤最常见是"膝关节侧副韧带损伤"。膝关节的内外侧各有坚强的副韧带，分别起于股骨内外髁，抵止于胫骨内髁及腓骨小头。

膝关节是人体负重较大的关节，构造也比较复杂。中医称"膝为筋之府"，是筋集中的地方。

（一）病因病理

当膝伸直时，膝部或腿部外侧受到暴力打击或重物压迫，可发生内侧副韧带的损伤或断裂。外侧副韧带的单纯损伤较为少见，多与膝关节囊、十字韧带或半月板同时损伤。

前后十字韧带损伤多因强大的暴力所造成，常合并撕脱性骨折、脱位或血管损伤。

（二）自我诊断

多有明显外伤史。局部肿胀、疼痛，严重者出现瘀斑，膝关节屈伸功能障碍。

内侧副韧带损伤时，压痛点在股骨内上髁。

外侧副韧带损伤时，压痛点在股骨外上髁或腓骨小头。若膝关节明显血肿，可能是半月板损伤，应及时就医诊治。

（三）自我调理

1. 自我推拿法：用手沾跌打推伤药酒（见附方五）在膝部患处推揉数分钟，然后自行慢慢屈曲膝关节，至最大限度，再慢慢伸直膝关节，至最大限度，可以舒顺卷曲的筋膜，恢复轻微之错位，但这种方法不宜多做，否则有可能会加重损伤。

2. 患处早期外敷退癀膏（见附方六）；后期外敷七吊膏（见附方八），或用跌打暖筋洗方（见附方十一）熏洗患处。

3. 早期内服消肿活血汤（见附方二十）或凉筋散（见附方十）；后期内服小活络丹（见附方十二）或大力丸（见附方二十一）。

十四、髌下脂肪垫损伤

髌下脂肪垫在髌韧带与关节囊之间，髌骨之下，呈钝角三角形，有增加关节稳定性和减少摩擦等作用。膝关节过度活动或损伤均可引起脂肪垫充血、肥厚，并产生无菌性炎症。

本病多发于 30 岁以上的青壮年。运动员和体型肥胖者发病率较高。

（一）病因病理

膝关节的滑膜在髌骨下方两侧向后突，形成皱襞，其内夹有脂肪组织，称为"脂肪垫"。当膝关节突然用力伸直时，可将脂肪垫钳夹损伤；或膝关节活动过于频繁，而致脂肪垫劳损；或膝关节因炎症肿胀，使关节内压增高，因而挤压脂肪垫；或膝关节急性扭伤，出现水肿与出血，使脂肪组织变成瘢痕组织而失去弹性，使伸膝活动受到限制。

（二）自我诊断

膝关节疼痛，使膝关节伸直时疼痛加剧。关节前髌韧带两侧有肿胀、膨隆，压痛明显。活动劳累后，在夜晚和翌晨感到膝痛，关节发僵无力。后期脂肪垫肥厚且与髌韧带粘连者，膝关节屈伸活动受限。

膝痛可向后放射至腘窝，沿小腿后部肌肉，直至跟骨部。

（三）自我调理

1. 自我按摩法：患者正坐，屈膝 90 度，用手指沾跌打推伤药酒（见附方五）推、摩、揉、按肿胀的脂肪垫，能促进血液循环，松解机化粘连。

2. 局部热敷熏洗：用跌打青肿洗方（见附方四）熏洗患处，每日 1～2 次。

3. 肿痛明显者，可外敷退癀膏（见附方六）。

4. 内服凉筋散（见附方十）或小活络丹（见附方十二）。肿痛明显者，可内服消肿活血汤（见附方二十）。

5. 患者如疼痛严重，病程较长，经上述调理未见显效者，可就医手术，切除肥厚的脂肪垫。

十五、髌骨软化症

本病又称"髌骨软骨炎""髌骨劳损"，是髌骨软骨局部外伤与劳损，或退行性改变引起的病症。

本症多见于膝关节反复用力的人，如篮球、排球、足球、跳高等项目的运动员。

（一）病因病理

膝关节屈伸活动时，髌骨与股骨的关节面会相互摩擦或挤压，反复地屈伸膝关节，可使髌骨软骨面磨损，变得粗糙不平而失去光泽。有时还会累及滑膜和脂肪垫发生充血、渗出和肥厚等改变。

（二）自我诊断

膝部疼痛或膝软（膝部乏力，有时出现打软腿现象）。初期运动后明显，尤其于半蹲位时，休息后能减轻。以后症状加重，开始运动时膝部疼痛，继续活动后即不再痛，但运动后症状明显，出现跛行。

后期症状加重，凡半蹲位均感膝痛，上下楼梯或下蹲时尤为明显。偶尔轻微活动时，膝关节有清脆的弹响，是髌骨软骨面不平所致。髌骨周围可有压痛。

（三）自我调理

1. 自我按摩法：伸直患膝，用手掌轻压髌骨，做上下左右的研磨动作，能促进局部血运，使软骨面逐渐恢复光滑。

2. 局部热敷熏洗：用跌打暖筋洗方（见附方十一）熏洗患膝，每日 1～2 次。

3. 外敷退瘀膏（见附方六）。

4. 内服独活寄生丸（见附方十八）或大力丸（见附方二十一）。

5. 气血虚弱者可常服滋阴补血方（见附方三十一）。

十六、胫骨结节软骨炎

"胫骨结节软骨炎"又称"胫骨结节骨骺炎"。胫骨上端骨骺在其前方向下延续约 2 厘米长的形如舌状的骨骺，称为"胫骨结节骨骺"。此骺在 11 岁左右出现，是股四头肌的延长腱（髌腱）的附着点。

（一）病因病理

在青少年时，骨骼发育尚未健全，骨骺尚未封闭，做剧烈运动，如跳跃、奔跑，或踢足球等，这时需要强力收缩股四头肌，极易引起胫骨结节骨骺的损伤，继发外伤性炎症，严重者可使血运障碍，引起缺血性坏死。

本病又称"胫骨粗隆骨软骨炎""胫骨结节无菌性坏死"，是膝部常见病之一，多见于运动量较大的男性青少年。

（二）自我诊断

患者多有剧烈运动史，常见于 11～16 岁的男性青少年，以踢足球损伤为多数。

胫骨结节部位疼痛、肿胀。运动时或上下台阶时疼痛加重，休息后疼痛减轻，严重者伸膝抗阻力时，局部出现疼痛，可有跛行。

病史较长者，胫骨结节明显肥大隆突，局部压痛。X 线检查在侧位片上可见胫骨结节骨骺致密，轻度分离或有碎裂现象。早期则无明显异常发现。

（三）自我调理

1. 膝关节制动：根据症状的轻重，限制下肢的运动。轻者禁止跳跃、奔跑、踢球和长途走路；中等者应卧床休息，避免久站和行走；严重者应以夹板或石膏托将膝关节固定于功能位，待疼痛减轻后，再解除固定。逐渐恢复膝关节的屈伸活动。

2. 早期外敷退癀膏（见附方六）；晚期外敷七吊膏（见附方八）。

3. 内服凉筋散（见附方十）。或单用生薏仁 60 克，水煎代茶饮，长期服用，也有良效。

4. 本病的隐痛往往需数月才能消失，家长应明白病情，消除顾虑。同时要监督有本症的子女减轻运动量，并通知就读学校的体育老师。

5. 体质较弱的男童，患此症长期未能痊愈，可内服童子破阳方（见附方三十三）。

十七、踝关节扭伤

踝关节由胫腓骨下端及距骨形成，内侧有三角韧带，外侧有腓跟、腓距韧带。在胫骨与腓骨下端之间，有一个坚固的胫腓韧带。踝关节的活动以屈伸为主。

（一）病因病理

患者多因在不平坦的道路上行走，或上下台阶时，不慎失足，引起足踝部向内或向外翻转所致。

临床上以内翻引起的外侧副韧带损伤最为多见，外翻所致的单纯内侧副韧带损伤较少见，外翻可合并有内踝或外踝骨折。

（二）自我诊断

有急性扭伤病史。踝部出现肿胀、疼痛、内踝或外踝的前下方有明显压痛。严重者皮肤出现瘀斑，甚至不能走路。临床上须先鉴别是内翻或外翻扭伤，是否有合并骨折。X 线检查对本病诊断虽无直接意义，但有助于排除骨折或脱位等，必要时可进行。

内翻扭伤时，在外踝前下方肿胀、压痛明显，若足部作内翻动作时，外踝前下方发生剧痛，即为踝部外侧副韧带损伤。

外翻扭伤时，在内踝前下方肿胀、压痛明显，足部作外翻动作时，内踝前下方发生剧痛，即为踝部内侧副韧带损伤。

（三）自我调理

1. 自我推拿法：损伤后踝部瘀肿严重者，不宜在患处推拿按摩。一般扭伤，可自己一手托住患踝足跟，一手握住足尖，缓缓作踝关节的跖屈、背伸及内翻、外翻动作，然后用手指在患处揉按，最后摩擦踝关节周围。也可用跌打推伤药酒（见附方五）推擦患处。

2. 外敷退癀膏（见附方六）。

3. 内服凉筋散（见附方十）或消肿活血汤（见附方二十）。晚期可服独活寄生丸（见附方十八）。

4. 早期敷药后，用绷带包扎，并暂时限制走路。休息时应抬高患肢，以利消肿。

5. 一般扭伤，两周左右可以恢复正常。如仍有少许肿痛，可用跌打暖筋洗方（见附方十一）熏洗。

6. 练功疗法：早期可作足趾屈伸活动。如两周后尚感踝关节不灵活，可取直径 6 厘米左右的圆筒物体，长度 15～20 厘米为宜，放置地板上，然后把患踝的足底板踩在上面，前后来回的滚动，每次练习 10 分钟左右，每日 1～2 次。

十八、跟腱周围炎

跟腱由腓肠肌与比目鱼肌组成，是人体中最粗壮的肌腱。跟腱起始于小腿中部，形成片状向下延伸，止于跟骨结节，是行走和弹跳的主要肌腱，可屈小腿、屈足跖、提跟骨。跟骨周围有两个鞘，当踝关节屈伸时，跟腱在内、外鞘之间互相滑动摩擦而运动。若跟腱过度活动，或慢性劳损，可引起跟腱周围的无菌性炎症。

（一）病因病理

急性损伤常由于弹跳、跑步、踢球等运动用力过猛，或遭受暴力挤压、撞击，使跟腱和跟腱周围出现充血、水肿、疼痛等炎症改变。

慢性劳损常由于长途跋涉、长距离跑步、步兵行军等，使跟腱和跟腱周围软组织反复摩擦，而形成慢性炎症。

急慢性损伤均可引起肌腱的变性，使肌腱周围软组织充血、渗出、增生、粘连，甚至跟腱周围的滑囊也受累而疼痛，称为"跟腱滑囊炎"。

（二）自我诊断

初期表现为踏跳用力时感到跟腱周围疼痛，严重者连走路时也产生疼痛。跟腱周围变粗或呈梭形，局部压痛明显。在踝关节屈伸时，可触及跟腱周围有捻发音。

自我检查法：以手掌用力托住患足底板，然后跖屈，如发生跟腱部位疼痛，即可结合上述症状作出跟腱周围炎的诊断。

如果伤腿单脚站立时，不能抬起足跟，即可以诊断为跟腱断裂。

（三）自我调理

1. 自我按摩法：用手指沾跌打推伤药酒（见附方五）沿着跟腱两侧，一上一下，反复推擦，约进行 5 分钟时间，每日做 2～3 次即可。

2. 局部热敷熏洗：急性损伤用跌打青肿洗方（见附方四）；慢性

劳损用跌打暖筋洗方（见附方十一）

3. 早期外敷退癀膏（见附方六）。后期瘀肿不散者，外敷七吊膏（见附方八）。

4. 早期内服消肿活血汤（见附方二十）或凉筋散（见附方十）。后期内服补肾壮筋汤（见附方十七）或小活络丹（见附方十二）。

5. 急性损伤要卧床休息，抬高患肢，避免做踝关节的屈伸动作。

6. 跟腱断裂应就医诊治，早期患者应施行缝合术，术后石膏固定6周。后期患者常需采用筋膜修补术。

十九、足跟痛

跟痛症是以足跟着力部位疼痛为主的病症。是因急性或慢性损伤所引起，多发生于中老年妇女。多数患者并无明确外伤史，而是逐渐产生足跟部位疼痛。

（一）病因病理

常因肝肾不足、筋骨失养，或因肥胖、足跟负重增加，或因久病后产生足跟皮下脂肪纤维垫部分萎缩而致站立或行走时跟底疼痛。

经常站立及在硬地上行走，跟底软组织遭受反复挤压性损伤，在跟骨结节下可产生一滑囊，滑囊常因发炎而致疼痛。

部分患者因跟底脂肪垫和跖筋膜产生退行性改变，日久则骨膜下出血、机化、骨化，形成骨刺。骨刺的方向如与跟骨底平行，可能没有疼痛；如斜向下方，则常有疼痛，并产生滑囊炎。

（二）自我诊断

足跟皮下脂肪纤维垫部分消退多见于年老体弱者，跟部压痛不明显，但跟底脂肪垫较薄。

伴有急性滑囊炎者，足跟着力部位疼痛较重，行走困难，局部微肿，压痛明显。

伴有跟骨骨刺者，骨刺常产生在两足，但大小不一定相同，而且症状多在一侧，疼痛的程度与骨刺的大小不一定成比例。跟骨骨刺较大者，可在跟骨结节部分触到骨性突起。X 光片可见跟骨结节前方有鸟嘴样骨刺。

（三）自我调理

1. 减少行走、运动，避免足部过度劳损等。

2. 如有平底足存在，须穿矫正鞋，以松弛跖筋膜和足底内侧韧带。

3. 不宜穿硬底鞋。可采用软鞋垫，垫于鞋内，使痛处减少受压。

4. 自我按摩法：用拇指在痛点按压 1 分钟，再用手掌在痛点周围环摩 3 分钟，最后摩擦整个足底 3 分钟，每日按摩数次。

5. 局部热敷熏洗：用足跟痛熏洗方（见附方二十二）。

6. 内服芍药木瓜汤（见附方二十三）。

7. 年老体弱者，可服六味地黄丸（见附方二十四）或食疗炖鳖补方（见附方三十二）。

二十、腱鞘囊肿

腱鞘囊肿是发生于关节或腱鞘内的囊性肿物，古称"筋聚"或"筋结"。内含有无色透明或微呈白色、淡黄色的浓稠黏液。

（一）病因病理

患者多数没有明显的外伤史，慢性劳损是发病的较常见因素。由于关节囊或腱鞘膜向外突出，形成疝状物，引起黏液样变性所致。或认为是结缔组织内局部胶样变性所致。本病多见于青壮年妇女。

囊肿是单房性，有时也可能是多房性，囊内充满胶冻状黏液，多附着于关节囊上或腱鞘内。

（二）自我诊断

局部出现小肿块，慢慢变大，呈圆形或椭圆形，高出皮面，大小不等，外形光滑，初起质软，触诊有轻度波动感，但日久纤维化后则可变得较小而硬，按压时酸胀感，无痛感或轻微疼痛。以腕关节背侧最为常见。

发生于腘窝内者，直膝时可如鸡蛋大，屈膝时则在深处不易摸清楚。称为"腘窝囊肿"；亦有发生于坐骨结节处，称为"坐骨结节囊肿"。

（三）自我调理

1. **按压法**：对囊肿壁薄者，可用按压法。如囊肿在腕背部，可将患腕尽量掌屈，使囊肿更为高突和固定，然后用健侧拇指腹压住囊肿，加大压力压破之，此时囊肿内黏液会破囊壁而散入皮下，即时不见。如一次不能成功，可隔日再按压，直至囊肿消失为止。

2. **敲击法**：对囊肿壁稍厚者，可用敲击法。如囊肿在腕背部，可将患腕平置于软枕上，腕背向上并略呈掌屈，以健手持外科换药用的弯盘，或精装硬皮书籍，用力迅速而准确地向囊肿敲击，往往一下即可击破囊肿。如囊肿坚硬一次未能击破，可再加击一二下。

以上两法，均可嘱他人代劳，只要掌握按压或敲击的要领就可以，并无副作用发生，不必担忧。

3. 如以上两法无效时，可就医采用针灸疗法、水针疗法、抽吸疗法，或手术切除。

二十一、骨　刺

"骨刺"是通常的俗称，本病的别称很多，有"肥大性关节炎""增殖性关节炎""退化性关节炎""骨性关节炎"，因多见于老年人，故又称"老年性关节炎"。骨刺会引起关节疼痛、积液、活动受限，严重者出现关节畸形，以下肢关节多见。

（一）病因病理

骨刺的发生与创伤和劳损有关。正常人体在骨与骨之间的关节有软骨承托，如果长期劳损，软骨中央载重部分就会逐渐变性、断裂，甚至脱落，软骨下发生骨质增生，很像蜡烛点燃后，中央溶化而凹陷，周围的边缘化为不规则的突起，这种上下两骨端边缘增生的骨唇，就称为"骨刺"。

现代研究指出，骨刺的成因可能与以下因素有关：局部静脉发生血运障碍；长期大量服用激素；长期食用动物性脂肪，代谢异常；关节外伤和过度劳累等。

（二）自我诊断

骨刺起病缓慢，早期从关节隐痛开始，一般在晨起出现疼痛，静坐片刻即解，活动后又觉疼痛，不久又缓解或消失。以后症状将会逐渐加重，气候转变时疼痛会转剧，所以有时认为是"风湿痛"。

骨刺好发的部位是颈椎、腰椎、膝部、足跟等负重较多的关节。疼痛往往是因骨赘妨碍了关节的运动，刺激或压迫临近组织而引起，另外可能同时存在肌肉筋膜的劳损而同时出现相应的症状。

（三）自我调理

1. 平日注意运动或劳动的保护，减少关节损伤。肥胖者应适当活动，减轻体重，减少对负重关节的压力。

2. 按摩推拿对人体各部位骨刺都有相当的疗效。自我按摩可用掌心对准痛点周围，做直线来回的"擦法"与环形回旋的"摩法"，直至局部温热为度。

3. 局部热敷熏洗：用跌打暖筋洗方（见附方十一）或足跟痛熏洗方（见附方二十二）。

4. 骨刺疼痛兼肿胀，可外敷退癀膏（见附方六）。疼痛为主，可外敷狗皮膏（见附方十六）。

5. 内服芍药木瓜汤（见附方二十三）随症加减。

6. 骨刺患者要避免关节过度活动，以免骨唇折断，加剧疼痛，但也不宜使关节完全固定不动。因此，专家特为骨刺患者编定一套"医疗体操"，又名"练功十八法"（详见拙著《气功知要》香港天地图书有限公司出版）。

二十二、骨质疏松症

骨质疏松症是一种慢性的骨骼新陈代谢病症。患者的骨质密度减少，令骨骼结构变得脆弱，因而容易导致骨折。在 X 光片上就能发现骨质疏松的变化。常见于年老体弱及绝经后的妇女，女性发病率高于男性。

通常骨组织从正常耗损至 30%，估计需要 5～10 年，所以早期常被忽略。

（一）病因病理

老年男性及更年期的女性，由于雌激素分泌减少，对钙盐及其他营养物质的吸收功能也相对减退，形成钙代谢的负平衡，直接影响有机质的合成。所以比较容易发生骨质疏松症。

同时，老年人随着年龄的增长，骨组织逐渐萎缩；更由于肌肉缺乏锻炼，骨内血液循环减少；或因病卧床日久，以致筋骨发生废用性萎缩。

由于骨质疏松，椎体会塌陷，而发生驼背，因此老年人身高会随年龄增长而降低。

此外，某些腺体分泌异常，某些遗传性疾病，或有不良的生活习惯，例如：吸烟、酗酒、喝太多含咖啡因的饮品、缺乏运动，致钙质容易流失，均会发生骨质疏松症。

（二）自我诊断

早期可能仅感背痛，却无外伤史。有时疼痛突然加剧，或延伸至臀部及下肢，劳动时疼痛加重，这就是通常所说的慢性腰腿痛。有不少人认为是"风湿痛"。

骨质疏松症对老年人的寿命及健康影响不大，但因骨质疏松，容易发生骨折，特别是股骨颈骨折；或因脊柱畸形而使胸廓缩小，导致肺活量下降，以及行动不便等。

（三）自我调理

1. 适当进行户外活动，如散步、练气功、打太极拳、跳健身舞，参加力所能及的社会活动，不宜终日困坐家中。如条件许可，应多些时间接触大自然，吸收柔和阳光与新鲜空气。

2. 日常多食蛋白质及含钙、磷、镁的食物，以及深绿色蔬菜。补充维生素 C、维生素 D，有助于钙的吸收。但不宜长期服用大量的钙剂，以免影响凝血机制而引起血栓形成。

3. 根据中医学"肾主骨、生髓"的理论，内服补肝肾、壮筋骨的中药，有一定帮助。如六味地黄丸（见附方二十四）或大力丸（见附方二十一）。疼痛者可服独活寄生丸（见附方十八）。或常服食疗滋阴补血方（见附方三十一）也有助益。

4. 有酒量者，可内服养血祛风药酒（见附方三十四）。少少饮之，对慢性腰腿痛甚有疗效。但不可多饮。

二十三、痛风性关节炎

痛风性关节炎是一种尿酸代谢障碍性疾病。简称"痛风"，以中年男性及停经后的女性较为常见。本病可分为两大类，原发性者常有遗传倾向，继发性者则与尿酸排泄障碍或产生过多有关。

（一）病因病理

本病主要表现为关节反复发作的红、肿、热、痛，逐渐导致关节畸形及功能障碍。其病理是尿酸盐沉积于关节囊、滑膜、软骨及关节周围组织而引起炎症反应。而尿酸的增加，主要是由食物的吸收、肾功能受损或遗传引致。

本病属中医学"痹症"范围，有时混称"风湿痛"，其实质应是尿酸沉积引起的"痛风"。

（二）自我诊断

本病好发部位是足部的跖趾关节，特别是第一跖趾关节（足踇趾的根部），或左或右并无固定。

初次发作多在夜间，突然在跖趾关节处发生剧痛，局部红肿，压痛明显，患者会痛醒，甚或通宵难眠。

本病经治疗可在一二日内疼痛完全消失，如不接受治疗，也会在数周后逐渐减轻。但过了数月，甚或数年后会再次发作，此时可见关节变形，活动受限。

严重者在骨突部或耳轮可摸到"痛风石"，破溃后可流出牙膏样物质，部分患者可因尿酸结石而出现肾绞痛、尿血等症状。

本病必要时应做 X 光和化验检查。

（三）自我调理

1. 注意饮食：应禁食动物内脏、豆类、虾、蟹、冬菇、芦笋、菠菜、椰菜花、沙丁鱼等含高"嘌呤"的食物。因为引致痛风的尿酸是蛋白质"嘌呤"代谢的产物。此外，每日最少要饮 2 公升的水，可助尿酸的排泄。

2. 戒绝饮酒：因酒精会干扰肾脏排泄尿酸的功能。

3. 控制体重：肥胖易引致血中尿酸增多。但不可过分节食，否则，新陈代谢突受干扰，反令尿酸增多。最佳的减肥法是低脂饮食与运动。

4. 局部外敷退癀膏（见附方六）。

5. 内服防沙利湿汤（见附方二十五）。

6. 有巨大的痛风石，或关节破坏严重者，应就医诊察，考虑手术治疗。

二十四、胸胁跌打内伤

胸胁跌打内伤是指胸廓及肺脏因受外力打击，而致内部气血、胸膜和肺脏受伤。

胸廓受伤多属轻伤，肺脏受伤多属重伤，会出现胸痛、气急、咯血等症。应注意与内科疾病，如肺结核、胸膜炎和外感咳嗽引起者相鉴别。

（一）病因病理

胸胁跌打内伤包括胸部迸伤、胸部挫伤（气胸、血胸）、胸部震荡伤和胸部陈伤等。

胸部迸伤是指胸部扭、迸、岔气伤；胸部挫伤是指跌打撞击直接挫伤胸部，胸部震荡伤是由于暴力骤然猛烈震荡致伤，严重者可导致死亡，胸部陈伤是指损伤日久尚未痊愈之症。

（二）自我诊断

胸部迸伤或称胸部岔气伤，患者有慢性劳损病史。胸部牵制隐痛，但痛无定处，常感胸闷而发干咳。旧时代多见于码头搬运工人（俗称苦力）。闽南俗称"翕胸"。多以气伤为主症。

胸部挫伤局部疼痛明显，可见肿胀及明显压痛点，或见肤色青紫，严重者出现气胸、血胸、胸骨或肋骨骨折。

胸部震荡伤会引起气闭昏厥，出现"休克"症状，应立即送往医院急救。

胸部陈伤（或称宿伤、旧伤）的症状，是伤处有时痛有时不痛，常可回忆痛处曾经有外伤史，必要时应做 X 光检查，如无其他疾患，即可按陈伤论治。

胸肋软骨炎是一种非化脓性、疼痛性的肋软骨肿大症，可因迸伤、挫伤或震伤引致。病变多发生在第二至第四胸骨与肋软骨连接处，局部有明显压痛，或有高突隆起。X 光检查骨形正常。

（三）自我调理

1. 胸部迸伤：内服开胸散（见附方二十六）或行气散（见附方二十七）。

2. 胸部挫伤：外敷退瘼膏（见附方六）。有皮损者，先消毒干净，保护伤口，再外敷紫草膏（见附方十四）。内服跌打内伤散（见附方二十九）。

3. 胸部陈伤：外敷狗皮膏（见附方十六）。内服旧伤祛积散（见附方三十）。

4. 胸肋软骨炎：外敷退瘼膏（见附方六）。内服血府逐瘀汤（见附方二十八）。

跌打损伤内治纲要

中医伤科学是研究防治骨关节及其周围的软组织的损伤和疾患的学科。历史上曾称为疡医、金镞、正体、正骨科等，在中国医学中历史悠久，积累了丰富的理论和经验。在中国第一部伤科学，唐代蔺道人著的《仙授理伤续断秘方》一书中，就阐述了骨折的治疗原则，包括正确复位、夹板固定、功能锻练及药物治疗。元代危亦林著《世医得效方》，认为"撷扑损伤、骨肉疼痛、整顿不得，先用麻药服之，待其不识痛处，方可下手。"明代薛己著《正体类要》指出"肢体损于外，则气血伤于内，营卫有所不贯，脏腑由之不和。"阐明了伤科疾患局部与整体的关系，也就是说明内治法的重要性。清代《医宗金鉴·正骨心法要旨》系统地总结了清代以前的医科经验，对人体各部位的损伤以及内外治法方药，都作了详细的论述。其后，如沈金鳌《沈氏尊生书》、顾世澄《疡医大全》、钱秀昌《伤科补要》、赵竹泉《伤科大成》、胡廷光《伤科汇纂》等，都比较系统地详述了各种损伤的症治，保存了很多古代疗效卓著的伤科验方。

伤科内治用药按临床所见可分为几类，漫谈如下。

一、骨折的内治用药法

由于外力的作用，破坏了骨的完整性或连续性者，称为骨折。骨折的常见外因有直接暴力、间接暴力、肌肉强烈收缩及疲劳骨折。内因则与年龄和健康状况、骨的解剖位置和结构状况及骨骼的病变有关。

治疗骨折，首先是复位固定包扎，其次是内服药物，按骨折愈合过程分为三期，选用不同药物。

第一期：血肿机化期，或称活血祛瘀期。

骨折后，因骨折本身及邻近软组织的血管断裂出血，在骨折部位形成了血肿，血肿于伤后 6~8 小时即开始凝结成血块，经络受阻，气血不得宣通，筋骨得不到气血濡养，妨碍筋骨连接。有的患者还有发热症状，称为"血瘀化热"，主要病理是瘀血为患。"血不活则瘀不去，瘀不去则骨不能接。"此期约在骨折后 2~3 周内，若发现骨折对线对位不良，尚可再次手法整复，调整外固定或牵引方向加以矫正。内服药物选用活血祛瘀之品，佐以清热消肿止痛。常用药物如当归尾、赤芍、桃仁、红花、泽兰、地鳖虫、黄柏、薏仁、忍冬藤之类。上肢骨折加桂枝或桑枝，下肢骨折加牛膝或木瓜，脊柱各部骨折加菟丝或杜仲为引经药。疼痛剧烈者可配合西药镇痛。

第二期：原始骨痂期，或称接骨续损期。

骨折断端的血凝块转变为软骨，软骨细胞经过增生、变性、钙化而骨化，形成骨痂，骨痂中的血管、破骨细胞和成骨细胞侵入骨折端，一面使骨样组织逐渐经过钙化而成骨组织，一面继续清除坏死骨组织。此期过程复杂而缓慢，一般约需 4~8 周。此时骨折处已无疼痛，若发现骨位不良，则手法整复已相当困难。内服药应在活血祛瘀的基础上，加入接骨续筋之药，以促进骨折断端加速愈合。

北京医学院曾对自然铜等 19 味中药组成的接骨散作了实验研究，证明该接骨散能加强骨折愈合强度。使直接牵引力和旋转牵引力加强百分五十以上。天津医科大学为搞清楚接骨丹中何方何药作用最强，而以家兔股骨人工骨折作实验，将中国各地主要应用的 4 个接骨丹方作了比较观察，结果以北京市中医院用的接骨丹作用最好，使用后，骨痂生长快而量多，且较成熟，抗折力也强。这些方剂，大多有虎骨、自然铜、土鳖虫、血竭、麝香。经单味药或若干药物组合实验结果，又以虎骨和自然铜合用促进骨折愈合的效果最好。但因国家法令保护野生珍贵动物，虎骨甚难觅得，坊间药材铺所售虎骨，大多是代用品，非真正的虎骨。自然铜则易得而价廉。入药要加以醋淬炮制。各种接骨丹处方，必定要有自然铜才有疗效。本书介绍万籁声老师传"接骨丹"可用于此期。

第三期：骨痂改造期，或称坚骨壮筋期。

骨折部的骨痂进一步改造，成骨细胞增加，新生骨小梁也逐渐增加，且逐渐排列规则和致密，而骨折端无菌坏死部份经过血管和成骨细胞、破骨细胞的侵入，进行坏死骨的清除和形成新骨的爬行替代过程，骨折部位形成了骨性连接。一般需要 8～12 周才能完成。此期内服药物以壮筋骨、养气血、补肝肾为主。内服十全大补丸或六味地黄丸之类，配以食物疗法。方用四物汤（当归、川芎、熟地、白芍）加猪蹄炖服。上肢骨折加桂枝、续断，下肢骨折加牛膝、狗脊，脊椎骨折加杜仲、菟丝子。

开放性骨折或闭合性骨折伴有局部感染者，内服药以清热解毒为主。常用银花、连翘、野菊花、蒲公英、赤芍、甘草、黄柏、紫花地丁等。严重感染者应配合抗菌素治疗，以加强抗感染力。

二、脱位的内治用药法

脱位亦称脱臼或脱骱。凡骨端关节面相互间的关系越出正常范围之外，引起功能障碍者，称为脱位。脱位多发生在活动范围较大的关节。全身关节中，以肘、肩、髋及颞颌关节脱位较为常见。关节脱位多由直接或间接暴力所致，其中以间接暴力所致者为多见。暴力方向不同，引起关节脱位的类型亦不同。先天性发育不良、体质虚弱或关节囊及其周围的韧带松弛者，较易发生脱位。关节本身的病变可引起病理性脱位。关节脱位还与关节解剖结构的特点有关，如肩关节，因肱骨头大，关节盂小而浅，加之关节活动范围大，故容易发生脱位。

治疗脱位首先是复位，新鲜外伤性脱位应争取早期复位为好。如迁延未能及时复位，日久则关节周围产生骨化性肌炎。软组织之间产生疤痕组织及粘连，关节周围的肌肉、韧带也出现不同程度的萎缩，造成复位困难。如果手法复位不能成功，可改行手术治疗。

脱位内服药的作用在于消除关节周围肌肉韧带的损伤性血肿。因此，当脱位整复后应及时内服行气化瘀、舒筋活络之品，藉以促使瘀血消散，防治组织粘连，早日恢复关节功能。内服药不必严格按骨折分三期论治。本人经验是在手法复位后，用桃红四物汤，按脱位的不同关节，再加引经药。颞颌关节脱位加荆芥、防风，上肢各关节脱位加桂枝、桑枝、续断，下肢各关节脱位加牛膝、木瓜、狗脊，脊柱各关节脱位加葛根、菟丝、杜仲。视病情轻重服 5～10 剂即可。其后参照骨折第三期内治方药，以善其后。

三、软组织损伤内治用药法

软组织损伤主要是指人体各关节、筋络、肌肉遭受外来暴力撞击、强力扭转，或牵拉压迫等原因引起的损伤，可分为急性和慢性两种。急性软组织损伤又可分为挫伤和扭伤。挫伤是由直接外力打击或冲撞所造成。扭伤是由间接外力作用于关节，引起其周围软组织的牵拉或撕脱而造成。它的主要病理变化是皮下出血、浆液渗出、挫伤或断裂。慢性软组织损伤主要是指慢性劳损或由急性软组织损伤迁延而成。它的主要病理变化是局部组织充血、渗出、肥厚、粘连，继而引起代谢障碍、细胞变性、钙化、挛缩等变化。

软组织损伤主要症状是疼痛、瘀肿和功能障碍。急性损伤疼痛较剧；慢性损伤疼痛多与活动牵扯有关，或仅有轻微酸痛。软组织损伤的压痛点往往就是病灶的所在，所以寻找压痛点在诊断上具有特殊意义。不论急性或慢性损伤，疼痛是病人的主诉。中医认为"不通则痛，通则不痛"，所以在内服药方面，首先选用的是活血祛瘀药，使血脉流通。急性期加消肿止痛药，慢性期加舒筋活络药。

本人对于急性软组织损伤，除使用点穴推拿术之外，内服选用《疡医准绳》的代杖丹（无名异、没药、乳香、地龙、自然铜、土鳖虫）。此丹有祛瘀生新，消肿止痛作用，对全身各部软组织损伤有良效。慢性劳损分寒湿与湿热两型。寒湿者用《和剂局方》小活络丹（见附方十二）。此丹有温经散寒、活血通络作用，治跌打损伤、瘀阻经络，以及风寒湿侵袭经络作痛，肢体屈伸不利等症。湿热型者用中成药四藤片（海风藤、络石藤、忍冬藤、宽筋藤），此片以生药提炼浓缩制成，有清热祛湿、通经活络作用，治全身各部软组织损伤而偏重湿热见症者。腰部急性扭挫伤用《医宗金鉴》地龙散（地龙、苏木、麻黄、归尾、桃仁、黄柏、甘草、肉桂）。此散有活血祛瘀、通络止痛作用。慢性腰肌劳损用《千金方》独活寄生丸（见附方十八）。肾虚者宜配合壮腰补肾之品炖猪脊骨内服。

症状严重或复杂者，则随症使用汤剂，并不局限于上述方药。

四、内伤的内治用药法

凡气血、经络或脏腑损伤而致机体功能紊乱者，统称内伤。但必须指出，伤科的内伤必有外力损伤的病史，它与内科所称的七情劳倦、饮食内伤是不同的。内伤在临床上一般分为伤气、伤血、伤脏腑三类。因为气与血有密切的关系，所以临床上以气血两伤最为多见。清代沈金鳌在《杂病源流犀烛》中指出："跌仆闪挫，卒然身受，由外及内，气血俱伤病也。"又说："故跌仆闪挫，方书谓之伤科，俗谓之内伤，其言内而不言外者，明乎伤在外，而病必及内。其治之之法，亦必于经络脏腑间求之，而为之行气，为之行血，不得徒从外涂抹之已也。"

头部损伤的发病率仅次于四肢损伤，其严重者多有后遗症，死亡率也较高。严重的颅骨骨折或颅内损伤需配合西医诊治急救。常见的脑震荡治疗原则是祛瘀生新、调和气机、平肝潜阳、镇静止血。常用药物有柴胡、细辛、川芎、钩藤、白芍、菊花、半夏、竹茹、当归、丹参等品，随症加减。本人常用师传八宝还魂丹，对脑震荡及头部损伤有特效。

胸部损伤多由负重屏伤或暴力撞击所致。由于解剖上的特点，第四至七肋骨受到暴力作用易发生骨折，严重者骨折端或异物刺破胸膜，空气进入胸膜腔，可形成气胸；若刺破肺和胸壁血管，血液流入胸膜腔，则形成血胸。两者均需配合西医诊治急救。一般胸胁挫伤，可内服祛瘀活血、理气止痛之剂。常用《医林改错》血府逐瘀汤为主加减，疗效颇佳。胸部陈旧性内伤多因伤后散瘀未尽，结而不化所致。有"久伤多虚"与"久伤多瘀"两说。从本人临床病例所见，以"久伤多瘀"为多数。常用师传旧伤祛积散（见附方三十）而获效。另用师传"刘寄奴汤"（见本文附方）治旧伤隐隐作痛，经久不愈者，也有良效。

腹部损伤可分为闭合性和开放性两大类。闭合性损伤多由拳击、足踢、车撞、坠堕等钝性暴力所致；开放性损伤多因枪弹、炸弹、尖刀等利器所造成。凡开放性损伤以及有腔脏器穿破或实质脏器破裂，均应配合西医手术急救。单纯腹壁挫伤一般症状比较轻微，无腹膜炎或内出血徵象，腹痛、触痛和腹肌强硬大多局限于受伤部位。肋弓下及上腹部挫伤，用《医林改错》膈下逐瘀汤，脐周及下腹部挫伤，用《伤科补要》舒肠活血汤。根据中医"六腑以通为用"的理论，凡腹部挫伤务必通其大肠（用泻下药），则瘀血易于消散；如小腹部位挫伤务必通其膀胱（用利尿药），则胀痛易于消除。通大肠常用桃仁、大黄、枳实，通膀胱常用琥珀、车前、通草。

五、伤科用药的辨证问题

由于伤科疾患的病理离不开气滞血瘀，古人有"损伤一症，专从血论"之说。所以无论骨折、脱位、伤筋、内伤等症，其内服药物均离不开活血祛瘀、理气止痛。历代伤科医者在临床中探索各种丹膏丸散，行之有效则传之于后世。因此，伤科临床内服药物只要对症下药，便可应手奏效。这是一般的情况，本文所述就是伤科内治用药的常规。但若患者受伤前有宿疾或有明显寒热虚实见症，那么，处方用药就必须考虑标本缓急，并根据"寒者热之、热者寒之、实则泻之、虚则补之"的治则来进行，这样才能切中病情，提高疗效。那种认为伤科不必"辨证论治"的说法是不正确的。所以，伤科医生一定要俱备内科学基础，才能胜任伤科的诊疗工作。

［附方刘寄奴汤］

刘寄奴 15 克、泽兰 15 克、金钱草 30 克。

水 3 碗煎取 1 碗。每日 1 剂。连服 3 剂。有效可续服，直至疼痛痊愈为止。

刘寄奴为菊科植物奇蒿与玄参科植物阴行草等的干燥全草。奇蒿习称"南刘寄奴"，味苦，性温；功能活血通经、消积；主治月经不调、经闭、跌打损伤、胸腹胀满等症。阴行草习称"北刘寄奴"，味苦，性寒；功能清热利湿；主治湿热黄疸、小便黄赤等症。本方所用系南刘寄奴。

泽兰为唇形科多年生草本植物地瓜儿苗或毛叶地瓜儿苗的全草。中国各地都有分布。夏季茎叶生长茂盛时割取地上部分，晒干，切碎生用；味辛，性微温；归肝、膀胱经；有活血祛瘀，利尿退肿的功效。有以菊种植物兰草或单叶佩兰作泽兰用，但功能主治不同，不宜混用。

金钱草为报春花科多年生草本植物过路黄（四川大金钱草）的

全草。中国江南各地均产。主产于四川、浙江等省。夏秋开花期茎叶茂盛时采收，洗净。鲜用或阴干用。味微咸，性平。归肝、胆、肾、膀胱经。有除湿退黄、利水通淋、清热消肿的功效。

现代研究表明，金钱草含酚性成份和甾醇、黄酮类、氨基酸、鞣质、挥发油、胆碱、钾盐等。其煎剂有促进胆汁分泌的作用。临床用治结石有效。

伤科常见病附方

一、丁桂散

[组　成] 丁香、肉桂各 10 克。

[功　效] 祛风散寒，温经通络。

[制用法] 共研细末，储存于装胡椒粉的小空瓶内。用时撒少许于伤湿膏或狗皮膏上，敷贴患处。

二、羌活牛蒡汤

[组　成] 羌活 6 克、牛蒡子 10 克、炙僵蚕 10 克、白芷 5 克、秦艽 10 克、制半夏 10 克、桑枝 15 克、络石藤 15 克、白蒺藜 10 克。

[功　效] 祛风、散寒、除湿。

[用　法] 水煎服。

三、宽筋通痹汤

[组　成] 羌活6克、防风10克、续断10克、桂枝6克、当归10克、白芍15克、甘草3克、黄芪15克、姜黄6克。

[功　效] 祛风行痹，活血止痛。

[用　法] 水煎服。

四、跌打青肿洗方（先师万籁声传）

[组　成] 红花、苏木、羌活、独活、荆芥、防风、赤芍、艾叶、青蒿、伸筋草、透骨草各10克。

[功　效] 舒筋活络，消肿止痛。

[用　法] 水煎熏洗患处。

五、跌打推伤药酒（先师柯金市传）

[组　成] 当归尾10克、川芎10克、赤芍10克、生地12克、桃仁15克、红花15克、乳香10克、没药10克、泽兰15克、苏木24克、续断15克、海桐皮15克、五加皮15克、紫荆皮15克、细辛10克、白芥子6克、桂枝10克、石菖蒲10克、骨碎补15克。

[功　效] 祛瘀活血，消肿止痛。

[制用法] 上药共19味，用高粱酒或白米酒5斤，浸泡49日（久浸益佳）后，去渣取汁即成。

凡跌打损伤，瘀肿疼痛，或关节风湿疼痛，外用适量，推擦患处，均有良效。皮肤破损者忌用。

六、退癀膏（先师柯金市传）

[组　成] 大黄60克、黄芩60克、黄柏60克、姜黄45克、荆

皮白芷 45 克、甘草 45 克、人中白 60 克、楠香 30 克。

[功　效] 祛瘀活血，消肿止痛。

[制用法] 上药共 8 味，分别研为细末，混匀即成，储存备用。

临用时，取出适量药粉，置药罐内，再加入蜂蜜和清水各半，调拌成软膏状即可，外用敷于患处。

七、腱鞘炎熏洗方

[组　成] 伸筋草、透骨草、乳香、没药、元胡、丹参、川芎、当归尾、桂枝、秦艽、鸡血藤各 10 克。

[功　效] 舒筋活络，祛瘀止痛。

[用　法] 水煎熏洗患处。

八、七吊膏（先师柯金市传）

[组　成] 生栀子、赤小豆、姜黄、白芷、白芨、白蔹、五加皮各 60 克，楠香 30 克。

[功　效] 温经通络，祛瘀止痛。

[制用法] 上药共 8 味，分别研为细末，混匀即成，储存备用。

·临用时，取出适量药粉，置药罐内，再加入蜂蜜和清水各半，或用白醋，或用跌打推伤药酒（见附方五），调拌成软膏状即可。外用敷于患处。

九、仙鹤舒筋汤

[组　成] 仙鹤草 15 克、桑枝 15 克、白芍 15 克、忍冬藤 15 克、薏仁 30 克、姜黄 10 克、络石藤 15 克、甘草 3 克、红枣 5 粒。

[功　效] 凝血补损，舒筋止痛。

[用　法] 水煎服。

十、凉筋散（先师柯金市传）

[组　成] 薏仁 60 克、枳壳 15 克、天花粉 15 克、桔梗 15 克、玫瑰花 15 克、泽兰 15 克、柴胡 15 克、桑枝 15 克、白芍 45 克、田七 30 克、甘草 10 克、白芷 15 克、元胡 15 克。

[功　效] 清热凉血，消肿止痛。

[制用法] 上药共 13 味，研为细末，储存备用。内服每次 3～6 克，每日服 2～3 次。

十一、跌打暖筋洗方（先师万籁声传）

[组　成] 木瓜 15 克、桂枝 10 克、五加皮 15 克、苏木 10 克、骨碎补 15 克、续断 15 克、三棱 10 克、莪术 10 克、藿香 10 克、海桐皮 15 克、红花 10 克。

[功　效] 温经通络，活血祛瘀。

[用　法] 水煎熏洗患处。

十二、小活络丹（《和剂局方》）

[组　成] 制南星 3 份、制川乌 3 份、制草乌 3 份、地龙 3 份、乳香 1 份、没药 1 份、蜜糖适量。

[功　效] 温经通络，活血散结。

[制用法] 共为细末，炼蜜为丸。有中成药出售，可按说明书服法使用。

十三、葛根桑络汤

[组　成] 葛根 15 克、桑枝 15 克、络石藤 15 克、羌活 6 克、防风 10 克、续断 10 克、当归尾 10 克、白芍 15 克、甘草 3 克。

［功　效］清热凉血，宽筋止痛。

［用　法］水煎服。

十四、紫草膏（先师万籁声传）

［组　成］紫草 60 克、大黄 15 克、黄芩 9 克、黄柏 6 克、当归 15 克。

［功　效］清热解毒，消肿活血。

［制用法］上药共 5 味，放置容器内，再加麻油 1 斤，浸泡 3 日后，放入铁锅内，用火熬至药物成炭，滤弃药渣存油。然后放入 30 克炉甘石粉、90 克黄腊，搅匀后去火，冷却即成油膏状，储存备用。临用时，把此膏摊在敷料上，外敷患处。

十五、腰痛宁

［组　成］杜仲、大茴香、小茴香、元胡、当归尾、白芷、肉桂、羌活各 30 克。

［功　效］温经通络，理气止痛。

［制用法］上药共 8 味，分别研为细末，混匀即成，储存备用。内服每次 3~6 克，每日服 2~3 次。

十六、狗皮膏

［组　成］由 82 味中药熬制而成的硬膏，有中成药出售，以北京同仁堂出品者为正宗。

［功　效］散寒止痛，舒筋活血。

［用　法］临用时先烘热，使硬膏软化，然后敷于患处。

十七、补肾壮筋汤（《伤科补要》）

[组　成] 熟地 12 克、当归 12 克、牛膝 10 克、山萸肉 12 克、茯苓 12 克、续断 12 克、杜仲 10 克、白芍 10 克、陈皮 5 克、五加皮 10 克。

[功　效] 调补肝肾，强壮筋骨。

[用　法] 水煎服。

十八、独活寄生丸（《千金方》）

[组　成] 独活、桑寄生、秦艽、防风、细辛、川芎、当归、白芍、熟地、桂心、茯苓、杜仲、牛膝、人参、甘草等 15 味中药。

[功　效] 益肝肾、补气血、祛风湿、止痹痛。

[制用法] 依法制丸。有中成药出售，可按说明书服法使用。

十九、三妙桑络汤

[组　成] 苍术 10 克、黄柏 10 克、牛膝 10 克、桑枝 15 克、络石藤 15 克、薏仁 15 克、木瓜 15 克、白芍 15 克、甘草 3 克。

[功　效] 清利湿热，舒筋活络。

[用　法] 水煎服。

二十、消肿活血汤

[组　成] 当归尾 10 克、赤芍 10 克、黄柏 10 克、薏仁 15 克、续断 10 克、忍冬藤 15 克、地鳖虫 6 克、泽兰 10 克、田七 6 克。

[功　效] 祛瘀活血，消肿止痛。

[用　法] 水煎服。

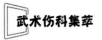

二十一、大力丸（先师万籁声传）

[组　成] 高丽参 60 克、白茯苓 60 克、甘枸杞 60 克、正猴骨 60 克、熟附片 30 克、淮牛膝 30 克、桑寄生 30 克、补骨脂 30 克、制黄精 60 克、正鹿筋 60 克、大海马 1 对、钟乳石 30 克、炒白术 30 克、炙龟版 30 克、生黄芪 60 克、海狗肾 1 个、淫羊藿 30 克、鸡血藤 60 克、大熟地 30 克、杭白芍 30 克、全当归 30 克、大川芎 30 克、何首乌 60 克、蚂蚁卵 60 克。

[功　效] 补肾壮阳，健脾增力。

[制用法] 上药共 24 味，分别研为细末，混匀炼蜜为丸，每丸重 9 克。每服 1～2 丸，开水或黄酒送下。每日服 1～3 次。

二十二、足跟痛熏洗方

[组　成] 大黄、黄柏、独活、牛膝、威灵仙、透骨草、皂刺各 30 克。

[功　效] 祛瘀活血，软坚散结。

[制用法] 上药共 7 味，用纱布袋装妥，加适量水煎煮后取出不用。另加入芒硝 30 克、白醋 300 毫升、搅匀后，趁热先熏后浸渍足跟部，约 20 分钟。每日熏洗 1 次。

二十三、芍药市瓜汤

[组　成] 白芍 30 克、木瓜 15 克、威灵仙 15 克、骨碎补 15 克、鸡血藤 15 克、甘草 6 克。

颈椎骨刺加葛根 15 克。胸椎骨刺加狗脊 15 克。腰椎骨刺加杜仲 15 克。下肢骨刺加淮牛膝 15 克。

[功　效] 舒筋活络，益气养血。

[用　法] 水煎服。每日 1 剂，连服 10 剂为 1 疗程。疼痛缓解后，每 3 日服 1 剂，也是连服 10 剂为 1 疗程，以巩固疗效。

二十四、六味地黄丸（《小儿药证直诀》）

[组　成] 熟地 8 份、山萸肉、山药各 4 份、泽泻、茯苓、丹皮各 3 份。

[功　效] 滋阴补肾。

[制用法] 依法制丸。有中成药出售，可按说明书服法使用。

二十五、防沙利湿汤

[组　成] 防风 10 克、蚕沙 10 克、桑寄生 15 克、牛膝 10 克、地龙 10 克、薏仁 15 克、威灵仙 10 克、当归尾 10 克、黄柏 10 克、秦艽 10 克。

[功　效] 祛风除湿，活血通络。

[用　法] 水煎服。

二十六、开胸散（先师柯金市传）

[组　成] 枳壳 25 克、桔梗 25 克、天花粉 15 克、郁金 15 克、藕节 45 克、枇杷叶 15 克、桑白皮 25 克、百合 30 克、槟榔 15 克、川贝 15 克、乌药 10 克、丹参 15 克、香附 15 克。

[功　效] 宽胸利膈，理气解郁。

[制用法] 上药共 13 味，分别研为细末，混匀即成，储存备用。内服每次 3~6 克，每日服 2~3 次。

二十七、行气散（先师柯金市传）

[组　成] 藕节 20 克、川贝 20 克、人中白 15 克、郁金 15 克、

香附 15 克、泽兰 15 克、九层塔 15 克、木香 10 克、葶苈子 10 克、田七 12 克、丹参 15 克、枳壳 15 克、冰片 3 克。

[功　效] 行气活血，化痰降逆。

[制用法] 上药共 13 味，分别研为细末，混匀即成，储存备用。内服每次 3~6 克，每日服 2~3 次。

二十八、血府逐瘀汤（《医林改错》）

[组　成] 当归 10 克、生地 10 克、桃仁 12 克、红花 10 克、赤芍 6 克、甘草 3 克、枳壳 6 克、柴胡 3 克、川芎 4.5 克、桔梗 4.5 克、牛膝 10 克。

[功　效] 祛瘀活血，行气止痛。

[用　法] 水煎服。

二十九、跌打内伤散（五舅父杨永嘉传）

此方系先外祖父杨吉德药房制售之伤药

[组　成] 泽兰 30 克、砂仁 30 克、木香 15 克、乳香 30 克、没药 30 克、莪术 30 克、三棱 30 克、红花 10 克、当归 30 克、茜草 30 克、丹参 30 克、白芍 30 克、茯苓 30 克、郁金 30 克、槟榔 24 克、桃仁 15 克、藿香 15 克、炮姜 15 克、甘草 8 克。

[制用法] 上药共 19 味，分别研为细末，混匀即成，储存备用。内服每次 3~6 克。每日服 1~3 次。

三十、旧伤祛积散（先师万籁声传）

[组　成] 田七 10 克、海马 10 克、煅乳香 20 克、煅没药 20 克、地鳖虫 20 克、陈皮 20 克、黄芩 20 克、黄芪 30 克、当归 30 克、杜仲 30 克、薏仁 30 克、续断 30 克、元胡 30 克。

[**制用法**] 上药共 13 味，分别研为细末，混匀即成，储存备用。内服每次 3～6 克，每日服 1～3 次。

三十一、滋阴补血方（五舅父杨永嘉传）

[**组 成**] 熟地 12 克、山药 10 克、炙芪 12 克、当归 10 克、甘杞 10 克、薏仁 10 克、川芎 6 克、牛膝 5 克、莲肉 10 克、炒白芍 6 克、杜仲 10 克、冬虫夏草 6 克，和母鸭炖服。

[**功 效**] 治虚劳真阴亏损，脉虽和缓而四肢酸软，血虚故也。（**注**：如孕妇欲服，应去牛膝及薏仁）。

三十二、炖鳖补方（五舅父杨永嘉传）

[**组 成**] 洋参 5 克、久熟地 12 克、当归 10 克、茯苓 10 克、甘杞 10 克、鳖 1 只、猪赤肉 200 克炖服。约炖 2 小时。治血亏虚损者。

三十三、童子破阳方（五舅父杨永嘉传）

即童子长大方

[**组 成**] 当归 6 克、炒白芍 6 克、熟地 10 克、黄芪 10 克、穿山龙 6 克、九层塔 5 克、一条根 6 克、川芎 5 克、生姜 3 片和雄鸡炖服。

若敢饮酒者可加少许酒。男童十五六岁服此方能助其长高。体质虚弱者可加洋参 3～6 克。

三十四、养血祛风药酒

[**组 成**] 九层塔 10 克、苏木 6 克、防风 6 克、羌活 6 克、秦艽 10 克、木瓜 10 克、一条根 10 克、当归 6 克、红花 5 克、泽兰 6 克、黄芪 15 克、黄精 10 克、甘杞 10 克。

［功　效］养血祛风，舒筋活络。

［制用法］上药共 13 味，用白米酒 1.5 升，浸泡 49 日后，去渣取汁即可。（久浸益佳）根据酒量少少饮之。

三十五、接骨丹（先师万籁声传）

［组　成］地鳖虫 15 克、自然铜 15 克、骨碎补 15 克、制川乌 10 克、玫瑰花 15 克、天竹黄 6 克、乳香 10 克、没药 10 克、炮山甲 15 克、蝼蛄 7 只、田七 30 克、红花 10 克、麝香 0.6 克。

［功　效］祛瘀活血，接骨续筋。

［制用法］上药共 13 味，分别研为细末，混匀即成，储存备用。内服每次 2～3 克，温老酒或开水送服。

三十六、伤科四物汤

新编《伤科用药歌》

伤科四物汤，旧名通天窍，临证有效验，说与后人知。

归尾与生地，槟榔赤芍宜，四味堪为主，加减任迁移。

头伤加羌活，川芎白芷随。胸伤加枳壳，香附桔梗医。

两胁柴胡进，郁金及青皮。胃脘加元胡，陈皮厚朴司。

腹部需大黄，桃红不可离。项背用葛根，乌药灵仙施。

腰骶用杜仲，续断及菟丝。肛门如有损，木香不须疑。

伤手桂枝引，姜黄或桑枝。若还伤了腿，牛膝木瓜持。

大便若阻隔，大黄朴实推。尿闭飞滑石，通草车前子。

如红肿热痛，黄柏泽兰奇。审是瘀血痛，蒲黄五灵脂。

接骨有丹方，服药应及时，依法加减用，焉有不效之。

［注］槟榔一药，《本草纲目》载："苦辛、温、涩、无毒。"中药学教材记载其功效是"杀虫、消积行气、利水"，未说明有何副作

用。笔者行医半世纪，遵照含有槟榔的古方加减应用，也未曾发现任何问题。

但近十多年来，常见有关槟榔药理的负面报道。如《扬子晚报》2013年7月16日载："早在2003年，世界卫生组织下属的国际癌症研究中心就已将槟榔认定为一级致癌物。所谓一级致癌物指的是，对人体有明确致癌性的物质或混合物。"为此，提醒读者及中医师在应用槟榔时要慎重考虑。因"通天窍"是治伤的古方，况且槟榔与归尾、生地、赤芍组成复方，药理有何变化不得而知。国家卫生主管部门也未曾发出禁用的指示。是故笔者古方照录，以供参考，特此声明。

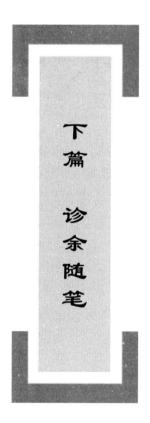

下篇　诊余随笔

本篇中药量概用旧制，读者参考应用时，请以公制折算，特此说明。

挫伤的简易诊疗法

治疗挫伤，先要辨别是新伤还是旧伤。新伤局部肿胀疼痛，严重者皮肤有青紫瘀斑，甚则经脉断裂，功能障碍。旧伤一般肿胀不明显，局部肌肉可见废用性萎缩，常在天气转变时作痛。诊断时应追问病史，排除骨折、脱位以及各种杂病引起的疼痛，才能诊为"旧伤"。

挫伤的简易治疗法有如下几项，可随症选用。

一、新伤局部瘀肿，可用跌打推伤药酒做轻柔按摩，不可用大力。然后外敷退癀膏。小童可用纸巾浸湿鸡蛋白外敷患处，干后再换，一日数次，有良效。

二、旧伤瘀结作痛，可外敷七吊膏；或行"刺络拔罐法"，再贴狗皮膏。

三、新伤可即服白糖饮：取白糖 3 汤匙，加滚水一小碗冲饮，有酒量者加白酒适量更佳。

四、旧伤天阴作痛可用：田七、红花、地鳖虫，各等份为末。每服 1 钱，开水送下。每日 2~3 次。

五、不论新旧挫伤或被人打伤，均可用"田七鸡"食疗方：田七三钱（打碎）小公鸡1只（去内脏肠杂）加水炖2小时左右，即可服食。此汤有去瘀生新和滋补作用。

注：本文所用方药，请参阅本书中篇附方。

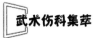

急性损伤不宜热敷

人体各关节、筋络、肌肉遭受外来暴力撞击，强力扭转或牵拉、压迫等原因引起的损伤，可分为急性和慢性两种。急性软组织损伤包括扭伤与挫伤。扭伤是间接暴力作用于关节，引起其周围软组织的牵拉或撕脱而造成的；挫伤是由直接暴力打击或冲撞所致。两者均可产生疼痛、瘀肿和功能障碍。

有人在急性扭挫伤时，用热毛巾或热水敷浸受伤部位，认为热敷可以活血祛瘀，消肿止痛，而结果却是适得其反。因为急性扭挫伤的病理变化是皮下出血、浆液渗出、软组织挫伤或撕裂。热敷会扩展血管，导致血液外溢，肿胀加重，因而使患部的肌肉韧带破损更为严重。

正确的处理方法应是冷疗，即是用冰袋进行冷敷或用冷水冲洗伤处（有伤口者禁用）。由于冷刺激能使受伤部位的血管收缩，防止内出血，并减慢血液循环速度，从而减少代谢产物对神经的刺激，所以能起消肿镇痛的作用。

冷疗后可敷贴消炎类软膏，必要时配合内服药。风伤膏药（如狗皮膏）属于温热之品，也不适宜在扭挫伤初期使用。扭挫伤需待急性期（时间长短视病情而定）过后，才可以采用热敷。

少林寺传伤科秘方

少林寺以武功闻名天下，由来已久。世传少林寺伤科秘方，广泛流传于民间。笔者早年得其秘籍，系1932年江阴吴之谦重校本。兹录其中制备简易，疗效可靠者三方，公诸同好，以供临床参考。

一、流伤饮：通治一切跌打损伤

刘寄奴、元胡索、骨碎补各5钱，水2碗煎1碗。连服3剂即可。伤重者首剂用童便1小杯冲兑温服。另加山羊血1钱研为细末，冲服。如无山羊血，可用炙地龙干2条（研为细末）代替。

二、一粒金丹：通治一切跌打损伤

自然铜（醋煅7次）、地鳖虫（炙）、瓜蒌仁（去油）各等分为末，米糊为丸，如豌豆大。每服1粒。每日3次。上部伤，半饱时服；下部伤，空腹服。开水送下，或用黄酒少许送服，以助药力。此丹兼能接骨续筋，功效显著，故称"一粒金丹"。

三、四味金刚散：通治一切跌打损伤

田七1两、肉桂1两、木香3两、当归3两，（此处所说"两"均为市两，即每500克为16两）共研细末。每服1钱至3钱，每日3次，饭后开水送下，或用黄酒少许送服，以助药力。此散对软组织损伤疗效颇佳。

骨折病人如何进补

民间习惯，骨折病人喜欢多吃一些肉骨头，认为"以骨补骨"，能使骨折早日愈合，这种做法对不对呢？

要回答这个问题，我们还是要先了解骨折的分期论治。初期，新伤骨折后疼痛剧烈，肢体内部筋骨络脉均受损伤，瘀积不散，气血不能畅通，内服药应以活血祛瘀为主。中期，骨折局部肿胀瘀阻渐趋消退，疼痛逐步减轻，但骨尚未连接，内服药应以接骨续筋为主。后期，断骨初步愈合而尚未坚实，夹板固定已可解除，但筋骨软弱无力，功能尚未恢复，内服药应以补气养血、健筋壮骨为主。

明白了骨折的分期论治，就能够正确地进补。上述进补时间应在后期开始，即夹板固定拆除之后，如过早地进补，骨折局部瘀肿尚未消退，加上肉骨头里含有大量的磷和钙，使骨折端无机质成份大量增加，这样不利于骨痂的生成，反会影响骨折的早期愈合。因此，骨折后不要马上吃大量的肉骨头，应该在后期才吃。一般可用四物汤加味炖猪蹄或排骨（每次半斤左右）每周吃 2~3 次，连服 3~4 周，能起补气养血、强筋壮骨的作用。

[四物汤加味] 当归 3 钱、川芎 1.5 钱、熟地 3 钱、炒白芍 3 钱、黄芪 5 钱、甘杞 2 钱、生姜 3 片

上肢骨折加桂枝 2 钱，下肢骨折加淮牛膝 3 钱，躯干骨折加杜仲 3 钱。

跳骨丹为什么会跳

跳骨丹出自张觉人编订的《外科十三方考》一书。该丹以马钱子为君药，枳壳为臣药，再佐以羌活、独活、北细辛等，共19味药，研为细末，用以治疗骨折、扭挫伤及内伤，疗效很好。

此丹的关键是马钱子的炮制方法，据张氏介绍：马钱子需先用童便浸49日（每3日换新童便1次，如能每日1换更好），然后取出，换用米泔水浸7日，最后用清水浸透3日（水当勤换）再取出去皮，炒干研粉。经过这些程序之后的马钱子，才能与其他药物配合而起作用。为什么马钱子需要这样复杂地炮制呢？

因为马钱子（又名番木鳖）苦寒有毒，含有番木鳖碱（又称士的宁）及马钱子碱，两种成分均有剧毒，尤以番木鳖碱毒性更强。据四川医学院主编《中草药学》指出：马钱子中所含生物碱番木鳖碱，能兴奋脊髓，小剂量能显著增强脊髓的反射活动；中毒剂量时，任何微小刺激都能引起肌肉的强烈收缩，可产生脊髓性的强直性惊厥，使人窒息而死。

骨折或损伤后，病人口服一定剂量的跳骨丹，由于肌肉发生轻微痉挛，这时骨折部就会产生跳动的感觉，这就是跳骨丹命名的由来。

张觉人在书中指出：凡重伤骨断骨挫时上有夹板者，再服此药时必须放松夹板，原因是如上有夹板，在全身发生痉挛时，可以使被压部发生不良结果。如手足伸缩异动者，即是药力到达之征，不必疑虑。

　　服用跳骨丹一定要遵照医嘱，千万不可多服。否则，会危及生命！如服药过量痉挛太甚时，可饮生豆浆以解之。或煎上好肉桂5分服之，亦可缓解痉挛。如反应十分剧烈，应立即送到医院抢救，并应向急症室值班医生说明，患者是服用过量跳骨丹所引起的，以免误诊。

开胸散治敏感咳嗽

2000 年 11 月 2 日，浸大尖沙咀中医药诊所。

患者龚女士，34 岁。

主诉：咳嗽已一个多月，看过多次中西医，均无效。照过 X 光，心肺未发现病变，唯肺纹稍增粗。西医诊为气管敏感。

现症：咳嗽频作，时咳出灰绿色痰，咽部时有物阻，胸闷不舒。月经常超前数日来潮，余无他患。舌红苔黄腻，脉象沉细。

诊断：咳嗽（痰热郁肺型）。

处方：枳壳 3 钱、桔梗 3 钱、天花粉 3 钱、郁金 3 钱、藕节 5 钱、炙杷叶 5 钱、百合 5 钱、百部 5 钱、桑白皮 3 钱、川贝 3 钱、槟榔 3 钱、龙利叶 3 钱、鱼腥草 5 钱。给 3 剂，煲药机出药 6 包，每日早晚各服 1 包。

有甲、乙两学生提问如下。

甲：请问老师，这个处方的主方是什么？治疗咳嗽少见用藕节、槟榔。

洪：我这张处方在教科书上找不到，这是一张叫做"开胸散"的方子加减而成的。

乙：开胸散是治疗什么病的？

洪：说来话长，我少年时，跟柯金木老师学功夫，他当时在厦门开跌打医馆，很多码头工人经常在他的医馆出入，这些苦力终日搬运重物，风来雨去，又烟又酒，大部分都出现胸闷、咳嗽、痰黄等症状，闽南俗语叫"翕胸"，柯老师的医馆里摆着很多丹膏丸散，其中有一大罐叫"开胸散"，我经常看到这些苦力来买药散，用开水一冲就喝，也不像苦味的样子。后来我因天天又读书，又练功，也出现翕胸症状，柯老师叫他长子柯仲庆（与我同龄的师兄）取两汤匙开胸散，用开水冲给我喝，我才尝到开胸散的滋味，果然效果很好。

甲：老师可否将开胸散传给我们?

洪：可以的。在旧时代，师父教徒弟是有所保留的，所以有不少的秘方就失传了。现在时代不同了，我把大部分师传的秘方都公开在我的著作里，"开胸散"写在《跌打损伤自疗法》中，可供你们参考。

[附记]龚女士服完 3 剂后，咳嗽已明显减轻，复诊再给 3 剂，追访已痊愈。

颈椎病宜长期调理

1999 年 6 月 12 日，浸信会医院中医药诊所。

患者邝女士，52 岁。

主诉：颈椎骨刺已十几年，曾在本港及加拿大就医，时愈时发。

现症：项痛，连及左上肢、手指麻痹。伴有头晕、失眠。

检查：压头试验阳性，牵拉试验阳性。

据病史及现症诊为：颈椎病（神经根型），中医病名"痹证"。

处方：羌活 3 钱、防风 3 钱、川续断 3 钱、桂枝 3 钱、桑枝 5 钱、丝瓜络 5 钱、归身 5 钱、甘草 3 钱、杭白芍 1 两、全蝎 1.5 钱、元胡 3 钱、骨碎补 3 钱、白芷 2 钱、丹参 5 钱、威灵仙 3 钱。水煎服。给 3 剂，每日 1 剂。

同时教以"练功十八法"第一套"上盘功法"，也即防治头颈肩痛的医疗体操。

颈椎病的诊断一般依据 3 个原则：①临床表现与影像学所见相符合者，可以确诊。②具有典型颈椎病临床表现，而影像学所见正常者，应注意排除其他病症后方可确诊。③仅有影像学表现异常，而无颈椎病临床症状者，不应诊断为颈椎病。除上述原则外，各型颈椎病各有诊断依据，可参阅教科书。

患者继续复诊 16 次，坚持服药配合练功，病情逐渐好转。至同年 8 月 28 日来诊时说，服中药汤剂已达 50 多剂，自感好了七成，但看见苦茶（中药汤）即想呕，问有否成药可长期服用。为此，乃为拟订一副药散嘱长期服用。

处方：田七1两、红花1两、地鳖虫1两、葛根2两、丹参1两、全当归1两、白芍2两、甘草8钱、煅乳没各6钱、全蝎1两、乌梢蛇1两。各研细末，混和。等分60包。每日服2次，每次1包。此料为30日量。由浸大尖沙咀中医药诊所配制后交给患者。

同年10月13日来诊，说此散效果良好，要求再配一料。同年11月6日来诊他症，自觉颈椎病诸症已消失，嘱其要记住每日练功，患者道谢而别。

背肌筋膜炎治验案

魏先生，41 岁，香港北角印刷业者。缘于 2002 年 4 月间，突发双侧背肌疼痛，左侧为甚，自服止痛药未效。又看中医，服药两剂仍未效，迁延经周，乃来就诊。

现症：左背肌疼痛阵作，每于夜卧两小时左右痛醒，整夜翻侧难以入眠，致日间疲倦日甚，困扰不堪，余无他苦。检查局部无明显压痛点，又查无急性损伤史。舌红嫩，脉弦细。诊为：背肌筋膜炎。

按此症多由背部肌肉、筋膜因急性扭挫伤，或慢性劳损，使肌肉及筋膜产生无菌性炎症。由于渗出、水肿、日久不愈可致肌肉纤维粘连、变性。如复感风寒、湿邪，会使背部疼痛加重，尤以夜间及阴雨天疼痛更为显著。

处方：羌活 3 钱、防风 3 钱、牛蒡子 3 钱、蓁芃 3 钱、法夏 3 钱、白蒺藜 3 钱、白芷 3 钱、僵蚕 3 钱、络石藤 5 钱、全蝎 2 钱、元胡 3 钱、川楝子 3 钱、葛根 5 钱、蒲黄 3 钱、五灵脂 3 钱。水 4 碗煎存 2 碗，早晚各服 1 碗。给 3 剂，每日 1 剂。

3 日后电话联络，魏先生说，服第 1 剂后，当晚即痛止熟睡，翌晨醒来，精神爽利，续服 2 剂，疼痛若失，再三称谢。

[注]

此方实脱胎于石筱山的牛蒡子汤，石氏是当代上海滩著名的伤科专家。石氏认为："伤科疾病，无论病位在经络、皮肉、筋骨，其发病机理及辨证施治的理论基础总离不开气血。同时，石氏非常重视兼邪的治疗，兼邪或由损伤起因，或因积劳引发，损伤日久，气血不畅，津液运行受阻，会导致痰结湿阻，此时如风寒湿邪乘隙入络，则气血浊逆不畅，以致津液凝聚成痰，百态变出。"石氏独重从痰湿角度论治伤科疾患，擅用通络豁痰之法，并创造了典型代表方剂"牛蒡子汤"，在治疗痹症范畴中独树一帜。本案是本人学习石氏经验的实录之一，仅供同道参考。

[附]

牛蒡子汤：牛蒡子、僵蚕、白蒺藜、独活、蒺芄、白芷、半夏、桑枝。

肩关节脱位后遗症

2000 年 9 月 21 日。浸大尖沙咀中医药诊所。

胡女士，45 岁，今年 7 月 17 日在美国跌脱左肩关节，经医院整复后继续物理治疗，至今功能未完全恢复。

患者说："我妹妹在浸大读中医班，您给她讲过课，她叫我来找您看病。"

我帮胡女士检查一番。左上肢可上举 140 度，平举 80 度。舌质红嫩，脉象弦细。诊为：左肩关节脱位后遗症。

我告诉患者，按我治疗此类疾患的经验，除了服些祛瘀活血、舒筋活络的中药外，还要配合练功。中医的所谓"练功"，就是"医疗体操"，与药物配合治疗，就叫"药功"。

我对胡女士说："这个练功法叫'练功十八法'，分上、中、下 3 套，你只要学习第 1 套就可以，共 6 式，今天先教你两招，叫做'顾盼俯仰'和'左右开弓'，你每天早晚各练习 1 次，日久自然见效。"

实习同学问："我们一起学习可以吗？"

我说，可以的，于是大家一起在诊室里学习，动作简单，不必走动，诊室又够大，3 位实习生和胡女士都很高兴。

开处方：羌活 3 钱、防风 3 钱、川续断 3 钱、桂枝 3 钱、归身 3 钱、丝瓜络 3 钱、桑枝 5 钱、甘草 2 钱、杭白芍 5 钱、北芪 5 钱、姜黄 3 钱、鸡血藤 5 钱、虎杖 3 钱、水煎服。给 3 剂，每日 1 剂。

此后，胡女士继续来诊，续教完以下四式。（详见拙著《气功知要》香港天地图书有限公司出版）。并加减处方，续服如前法。

同年 11 月 2 日（第六诊），胡女士说，左肩关节功能已恢复八成，改用食疗方善后：

熟地 2 钱、川芎 1 钱、杭白芍 2 钱、归身 2 钱、桂枝 2 钱、金狗脊 2 钱、杞子 3 钱、淮山 3 钱、淮牛膝 3 钱、杜仲 2 钱、川断 2 钱、菟丝子 2 钱；生姜 3 片、红枣 3 粒。水 2 碗加猪腱炖服。每周服 2 次，3 个月无妨。以后随访，左肩关节功能已恢复正常。

仙鹤舒筋治网球肘

2000 年 12 月 30 日。浸大尖沙咀中医药诊所。

患者黄先生，44 岁，职员。

主诉：右肘部疼痛近两个月，西医诊为"网球肘"，经治疗 3 次，稍愈又复发。

现症：右肘部酸楚，屈伸时痛作。

检查：右肱骨外上髁区明显压痛，"米勒斯症"阳性。

诊为：网球肘（右肱骨外上髁炎）。

先为患部外敷退癀膏。处方：桑枝 5 钱、白芍 1 两、仙鹤草 1 两、薏仁 5 钱、姜黄 3 钱、忍冬藤 5 钱、红枣 5 粒、生姜 3 片、丝瓜络 5 钱、桂枝 3 钱、虎杖 3 钱、羌活 3 钱、甘草 3 钱。给 3 剂，煲药机出药 6 包，每日早晚各服 1 包。并嘱尽量把右肘关节保持在"屈肘贴胸"的姿势，公文包要用左手拿。

有两位学生提问如下。

甲：网球肘需不需要推拿或针灸？

洪：炎症（红、肿、热、痛）明显时不宜推拿和拔罐，可针不可灸，以免火上加油。

乙：请老师说一下治疗经验好吗？

洪：网球肘也叫做"肱骨外上髁炎"，为临床常见的骨伤科疾患，因好发于网球运动员，故有"网球肘"之称。其发病与职业有密切的关系，例如木工、钳工、水电工、装修工等，因工作需要经常旋转前臂和屈伸肘关节，长期劳损而发病。

手腕和肘部反复用力屈伸，会使前臂伸肌附着部，即肱骨外上髁受到牵拉，引起骨膜撕脱，骨膜下充血；引起肱骨外上髁无菌性骨膜炎，血肿机化进而钙化，使局部增厚突起。

仙鹤舒筋汤是笔者经验方，此方以仙鹤草为主药，必要时可用至1两。分析该方组成中有桂枝汤（含芍药甘草汤，必要时白芍可用至1两，甘草3钱）该方有凝血补损、舒筋止痛功效。

外敷的退癀膏，为师传验方，功能祛瘀活血，消肿止痛。如皮肤破损或敷后过敏则不能用。可连续外敷7日，每日敷8~20小时，期间至少要留4小时空档，以防皮肤过敏。此外，制动也是治疗本症的关键。

小儿牵拉肘治验例

2001 年 10 月 27 日。浸大尖沙咀中医药诊所。

郭姓女童，7 岁。由家长陪同来诊。

主诉：患儿于两小时前翻单杠时摔倒，致右肘关节不能屈伸，如加以牵动，则疼痛啼哭。患儿的舅父现就读浸大兼读中医班，故介绍来诊。

检查：患儿右肘关节呈半屈曲，前臂呈旋前位，不能抬举，手指取食物不能送到嘴边。

结合损伤史诊为：小儿桡骨头半脱位。

令家长抱患儿正坐。我用左手拇指放在患儿右桡骨头外侧处，右手握其右腕上部，在稍加牵引的同时，将患儿右前臂旋后。左手拇指加压于桡骨头处，然后屈曲肘关节，使患儿的右手指触及右肩部，复位即告成功。

此时，患儿破涕为笑，屈肘自如，能上举取物。家长与实习同学都感到欣慰。于是嘱咐家长，要避免再牵拉患肢，为小儿穿脱衣服时要多加注意，不必敷药，不必服药。家长带着患儿向我等道谢告别而去。

实习生问道："刚才看老师整复，不动声色，轻轻转动两下，就医好了，真是手到病除，能否告诉我们其中的秘诀？"

我告诉他们：这例是小儿桡骨头半脱位，也叫牵拉肘，多发生于 4 岁以下的幼儿，是临床中常见的肘部损伤。发病年龄是统计学资料，4岁以上小儿也会发生。诊断明确，接着就是手法整复了。X光检查常不能显示病变，所以不必施行。整复时更不必做任何麻醉。

本例手法整复的秘诀是"旋后屈肘"四个字，在整个整复过程中，拇指一定要自始至终按住患儿桡骨头部位，在旋后的同时要稍带牵引之力。按照这个传授去做，就一定会成功的。

当天有两个同学来实习，我就叫其中一人当作患者，由我再示范上述要诀，两位同学再互相练习一番。

《医宗金鉴·正骨心法要旨》说："盖正骨者，须心明手巧，既知其病情，复善用手法，然后治自多效。""法使骤然人不觉，患如知也骨已拢。"

梨状肌综合征治验

2000年7月24日。浸大尖沙咀中医药诊所。

患者正木先生，日籍商人，33岁。

主诉：两天前打高尔夫球后，出现右臀部疼痛，放射至小腿部，以致行走不便。

检查：腰部无明显压痛和畸形，活动不受限。右梨状肌部位压痛明显。局部触及条索状隆起。沿右坐骨神经至小腿有压痛。右直腿抬高试验阳性。

诊断：右梨状肌综合征。

四诊之后，乃施行理筋手法，把梨状肌推按舒顺之后，再给外敷退癀膏。续开中药汤剂，此时患者表示不习惯饮苦茶，要求用药散或药片。为其处以下列药散方。

田七1两、红花1两、地鳖虫1两、归身1两、肉桂4钱、广木香1两、丹参1两、白芷4钱、元胡索4钱、煅乳香4钱、煅没药4钱。上药研为细末，每日2次，每次1钱，开水送服。连服七日为一疗程。

本方可通治全身各部扭挫伤，故嘱患者服完一疗程所余下的药散，可妥为保存，以备不时之需。因患者喜爱运动，此次获得治疗，并得到一张"秘方"，满意地离开诊所。此散交本诊所药房配制，约患者隔日来取。

实习生说："请问老师，您开的药散是什么方，好像教科书上没有这个方？"

我回答："是的，说起来这是我研究的综合'秘方'，分开来说，是四张方子。第一叫'三花宝'（田七、红花、地鳖虫，是万籁声老师传授的）；第二叫'金刚散'（田七、肉桂、木香、当归，是郑怀贤公开的秘方）；第三叫'活络效灵丹'（丹参、当归、乳香、没药，是张锡纯的验方，教科书有收录）；第四是中成药'元胡止痛片'（元胡、白芷）。这样的综合组方，疗效是很好的。"

学生道："谢谢老师的指导，从这一个病例，我认识到'博采众方'的意义了。"

髌骨陈旧性挫伤案

1998 年 8 月 25 日，浸信会医院中医药诊所。

患者林小姐，31 岁。

主诉：三个月前行走不慎跌伤左膝部，当时就诊西医照过 X 光，诊为左髌骨挫伤。给内服药、外搽药膏，物理治疗。但至今未愈。

现症：左髌骨内侧下方压痛明显，行平地时无妨，唯上下台阶时感到疼痛。舌质嫩，脉弦细。

诊为：右髌骨陈旧性挫伤。

处方：熟地 4 钱、归身 3 钱、淮牛膝 5 钱、云苓 5 钱、川断 3 钱、五加皮 3 钱、杜仲 3 钱、白芍 5 钱、山萸肉 4 钱、田七 3 钱、红花 3 钱、地鳖虫 2 钱、青陈皮各 2 钱。水煎服。给 3 剂，每日 1 剂。

学生说："请问老师，这种病如何治疗？"

"西医的诊断很重要，特别是骨伤科，临床诊断基本上是采用西医的病名。通常要借助 X 光才能确诊。本例属陈旧性，按中医病机而论，有'久伤多瘀'与'久伤多虚'二说，但大多兼而有之，所以用药不能单用祛瘀活血，也不能单用补益肝肾，应两法合用为宜。"

学生又问："老师可否说一下如何组方？"

"我今天开的这张处方是由'补肾壮筋汤'与'三花宝'组成的。前者出自清代钱秀昌《伤科补要》，后者乃万籁声老师所传。所谓"三花宝"是由田七、红花、地鳖虫，各等份为末的散剂。也可入汤剂应用。"

"三花宝有什么作用?"

"三花宝的主要作用是祛瘀活血、通经止痛。万老师所传三花宝有两个处方,另方无地鳖虫而用麝香,用治冠心病心绞痛。"（详见拙著《药功薪传》天地图书有限公司出版）

"其中地鳖虫又名土鳖虫、簸箕虫、蟅虫。有破血逐瘀、续筋接骨的功效。因其破血,又有小毒,故孕妇忌用,以免堕胎。"

"地鳖虫用量如何掌握?"

"入汤剂,一般用1～3钱,研为末吞服,每次3～5分。其配伍应用,如《金匮要略》大黄蟅虫丸、下瘀血汤、鳖甲煎丸,可供参考。"

腓肠肌血肿治验例

2000 年 12 月 30 日。浸大尖沙咀中医药诊所。

上午 10 时开诊，有翻译带一男性外国人，61 岁，诉两个星期前因打球扭伤右小腿，肿痛不能行走，立即到某医院急诊。经常规进行各种检查，诊断为腓肠肌韧带断裂，给止痛药及药膏外搽。此后曾复诊两次，加做物理治疗，但收效甚微。今日来诊仍需扶拐而行。检查见右小腿腓肠肌明显肿胀，皮下瘀斑未全消退，压痛明显广泛。

学生问："这个病中医叫什么？"

我答："中医骨伤科经过几十年的中西医结合，临床全部采用西医的病名，古书上的伤科病名只做参考。可诊为'腓肠肌外伤性血肿'。"

"韧带断裂需要做手术吗？"

我答："完全断裂需要做手术修补，不完全断裂要视病情是否严重而决定，本病例西医没有建议手术，可视为不完全断裂。"

于是按中医四诊常规操作，然后通过翻译向患者说明。外敷退瘀膏，并给适量带回，嘱每日一换（如出现皮肤过敏则停敷）连续5 日。

处方：赤芍 3 钱、归身 5 钱、忍冬藤 5 钱、薏仁 1 两、黄柏 5钱、地鳖虫 3 钱、田七 3 钱、红花 3 钱、川续断 5 钱、丹参 5 钱、白芷 3 钱、元胡索 3 钱、乳香 2 钱、没药 2 钱。给 5 剂，煲药机出药 10包，嘱每日早晚各服 1 包。

学生又问："退癀膏是什么药?"

我答:"退癀膏原是师传秘方,得自我的第二个师父柯金木所传,'癀'字是闽南语,意即'炎','退癀'就是'消炎'的意思。此膏功能祛瘀活血,消肿止痛。凡跌打损伤、骨折、脱位初期。只要皮肤没有伤口,均可应用,效果十分显著。"

该患者续后再来复诊,按前方加减,共诊治 6 次,第 4 次就诊已不需扶拐。至翌年 1 月 22 日,先后不足 1 个月,而告痊愈。

关节扭伤合并骨折

2004 年 2 月 13 日。千草城中医诊疗所。

患者罗先生，40 岁。浸大中医兼读同学。

主诉：今晨不慎扭伤右踝关节，随即肿痛，行走困难。扭伤部位系右踝关节，呈内翻姿势，俗称"扭柴"。检查见右外踝前下方肿胀、压痛明显，足部做内翻动作时，其外踝前下方发生剧痛，乃诊为：右踝关节扭伤。

进一步检查，发现右第五跖骨部位也有肿痛，疑合并骨折，乃嘱其即刻进行 X 光片检查。结果报告："右第五跖骨斜型骨折。"

治疗：①外敷退癀膏。局部整复、包扎固定。②内服处方：赤芍 3 钱、归身 5 钱、地鳖虫 2 钱、川断 3 钱、黄柏 3 钱、川牛膝 3 钱、薏仁 1 两、田七 3 钱、忍冬藤 5 钱、泽兰 3 钱、丹参 5 钱、元胡索 3 钱、白芷 2 钱、骨碎补 5 钱。给 3 剂，煲药机出药 6 包，每日早晚各服 1 包。

医嘱：①给疾病证明书，建议休息 7 天。②宜卧床休息，尽量减少站立及行走时间，坐位时要抬高患肢。

疗程摘要：①外敷退癀膏要注意每日一换。敷 3 日停 1 日，以防皮肤过敏。共敷 6 次后改用狗皮膏（北京同仁堂产品），每帖可敷用 3 日，唯每日需拆开让皮肤通风后再敷贴。

②内服汤剂按上方加减，二诊开始服用接骨丹，1 个月后改用大力丸，再 1 个月后改服鹿茸胶囊。

4月3日X光片报告："右第五跖骨斜型骨折对位对线正常，尚未见明显骨痂生成。"嘱续服鹿茸胶囊。并加用食疗配合，处以"龙骨鹿筋汤"。组成：龙骨1两、鹿筋5钱、陈皮3钱、杜仲5钱、巴戟3钱、杞子5钱、淮山5钱、圆肉3钱、生姜3片、红枣3粒。猪尾骨1条（切块、洗净）加水适量煲汤。

旧伤作痛瘀行痛止

患者林先生，35岁，职业货车司机。缘于半年前交通意外撞车。当时即入北区粉岭医院，经例行检查，留院观察数小时后出院。嗣后时时出现胸骨周围阵发性刺痛，曾复诊服西药无效，由友人介绍前来浸大尖沙咀中医药诊所就诊。

现症已如上述，西医照肺无任何病变，按中医理论诊为"气滞血瘀"，盖撞车之时，必有大力震动，致胸骨后经脉受损，瘀阻而痛。察患者体格壮实，但舌红嫩，脉沉细涩。乃为处方：归身3钱、生地4钱、北柴胡2钱、桃仁3钱、田七3钱、杭赤芍3钱、甘草钱半、枳壳3钱、枇杷叶5钱、郁金3钱、木香3钱、地鳖虫3钱、百合1两、红花5钱、鱼腥草1两。给4剂。煲药机出药8包，每日早晚各服1包。

初诊于2000年12月16日。二诊及三诊，均按上方加减。四诊时疼痛已减七八成，乃转用万师旧伤去积散（改用汤剂，方见中篇附方三十）。因本诊所无海马，乃嘱自购海马1两，分3次炖瘦肉当汤饮，要加3片生姜。直至2001年1月11日因他症来诊，诉胸痛旧患已无再发。

[注]

本案治疗处方，是用血府逐瘀汤和胸痛验方化裁。所谓"胸痛验方"是先贤吴瑞甫所传。请看下文自明。

一归侨，年近五十余，于国外各大医院均诊断为慢性胸膜炎，诊治两年多，胸痛仍未愈，特回国求治于先师。师以百合1两、鱼腥草1两、红花5钱，嘱服3剂后再诊。我以他处方仅3味，迫切求知其疗效，第3天仍往随诊，果见该归侨神采奕奕，满面春风。据称药后精神、饮食倍增，胸亦不痛。事后请教吴老师解释其疗效何以迅速。师云："久痛为瘀，用此方瘀行则痛止，此方出于高鼓峰医案，今后要多看。"此后在临床中有此病用此方，效如桴鼓。（录自《吴瑞甫学术研究文选》忆吴瑞甫校长，作者为漳平县医科所陈德深。福建省卫生厅中医处1984年编印。）

中医现代化的反思

《庄子·应帝王》有一则寓言，现用白话文翻译于此："南海的帝王叫倏，北海的帝王叫忽，中央的帝王叫浑沌。倏和忽时常在浑沌的地方见面，浑沌款待他们特别好。倏和忽共同商量报答浑沌的美德，说：'人们都有七窍用以看、听、吃、喝、呼吸，唯独浑沌没有，我们试着给他凿成七窍。'于是一天凿成一窍，凿到七天浑沌就死了。"

我给这个寓言命名为"倏忽为浑沌凿窍"。目前"中医现代化"的口号甚嚣尘上，中医好似浑沌，诊病主要依靠一个枕头、三个指头，其他什么都没有。有不少热心人商量用新科技、新仪器来帮助中医，日复一日，中医会不会像庄子所说的一样，"日凿一窍，七日而浑沌死"？

孟庆云《中医理论渊薮》写道："在运用现代科学新方法时要注意不是去旧取新，而是扬旧用新。'请君莫奏前朝曲，听唱新翻杨柳枝。'那是指艺术创作的推陈出新，引申到政治思想，甚至引申到某些更替着的科学思想都是可以的，但唯独不能引申到科学方法，更不能引申到中医学方法上来。因为中医学的科学方法比其他的意识形态具有更多的稳定性和继承性，甚至是中医学特色的一种体现。采用新方法并不排斥使用原来的方法。例如使用仪器观察也不抛弃肉眼观察。何况中医的辨证论治都具有主观与客观相互作用的因素，是不可能被彻底取代的。创造新法和发展旧法都是发展中医事业的需要，都有其一定的适用范围。应该是：劝君既奏前朝曲，又演新翻杨柳枝。"

笔者有此同感，故抄录于此，供读者参考。是否把电脑放到中医的写字桌上，就表示中医现代化，这个问题值得深入探讨。某些热衷于中医现代化的人，请思考一下庄子"倏忽为浑沌凿窍"的寓言，不要好心办坏事。中医现代化是一个十分复杂的问题，必须深思熟虑、集思广益、三思而后行。

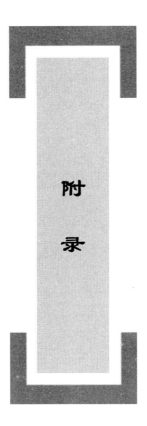

附录

附录一　万籁声伤科经验摘录

一、中医之于内伤，认为其症多在血分，少在气分。凡未大出血而发炎红肿者，为瘀血内积，血实之故，其脉必洪数而肝脉特旺，宜破血和伤攻利之。皮肉破，亡血过多，是其血虚，其脉必弱而肝脉微洪，宜兼补而和之。血化气自通，血行旧经，气亦无滞，自可痊愈。亦非一律攻利为能。

二、俗传"吊伤"，谓敷药推拿，将伤吊出，并以现青紫色为伤出证明，此点实不尽然。因为有的伤在内脏或在骨面筋里，相隔肌肉内膜，伤由何出？须知伤之所以作痛，在于瘀血不化，推拿敷药与服药，应在如何"消散瘀血"上着眼；瘀血消散，气血自和，其伤亦愈；盖不痛不痒，即是痊愈。至若伤后青肿，这是伤在肌肉皮肤上静脉之微细血管，血不畅行之反映。推拿后，凝血扩大，故更现青紫；瘀血散尽，色即不见。但如同时伤在骨面或内脏，即非肌肉皮肤上之青紫扩大所能痊愈。如未见青紫，即认为是伤未吊出，伤未痊愈之证明，因此错误观念存在，故有用栀子粉和热酒调面粉以敷之，栀子性凉散血，在新伤热肿，此等土法，亦自可用；但如经过三五日不红不肿后，即不可用。栀子色黄，含"鲁比格鲁尔酸"，染于肌肉，即起化学作用，一宿即青，原非伤色，乃是药色，不足为凭。

三、服伤科汤剂，不拘新旧，初服一二剂时，须要下动，药内必加酒大黄、朴硝之类，只是视患者老少与体质强弱，以定用量而已。以后则改用麻仁同郁李仁以代之，体弱忌泻忌凉药者，更应如此……

大便不通者，可用甘油锭塞入肛门内排出之；或用灌肠法，即以甘油或少量肥皂水，用橡皮灌肠器灌之可矣。如长期不能饮食，可注射葡萄糖、维他命、肝精等补针，以维持其体力。

四、在祖国伤科，有句谚语："推拿不出：'拳、掌、腕、肘'，正骨不出'摸、捏、斗、凑'。"即是说推拿手术，看所在部位，是骨多或肉多之处或筋骨之间，而分别用拳、掌、腕、肘以推拿之。如正骨，则不出先是摸其伤，再是捏其损，再斗其端，再凑而合之是矣。至于推拿中，有用膝头者，亦有用拇指中节者，搯提酸筋者，总不外在伤之上下，提捏其筋，和揉其气，促进血循，早复健康而已。

五、所谓"揉"者，就是以掌推揉；"搓"者，就是上下推搓；"矴"者，就是屈四指在患部向下揉矴；"抹"者，就是两掌向下，交互抹之；"拖"者，就是抹之下向延长者。如在脊柱两侧，恒屈食中二指，夹于脊柱旁，上下推矴之。"揉"则以二三百下至五百下为原则，与他法交互用之，最后用"拖"法收功。

六、在纯以按摩手术治病的医师，其手法分："推、拿、滚、摩、搓、点、抖、压、捻、锤"之十字，分远心法与向心法。以两手指向患部集中之推拿为向心法，为补；以两手指向患部外散推拿之，为远心法，是泻；伤科亦可应用之。

七、在中医习惯上，认为红糖补血，白糖散血；故新受内伤，以服白糖或砂糖为宜。此法可代饮童便，煎剂则以人中白代。

八、在祖国伤科之于骨折或脱位，在北省国语上，有一俚俗的谚语，就是："强顺差，阳阴理，不出长法二字。""强"者，强勉之意，强力之意。"差"者，缺损之意，差错之意。"阴阳"者，反正之意，覆仰之意。"长法"者，即"牵引"之意，将强字用于此处，亦即"强力牵引"之意，"伸展"之意。"理"者，就是"这个道理"之意。也就是说：治疗骨折和脱位的诀窍，要带点强勉性的强力牵引，顺着折断方位，再按着相反的方向，来投正或接正；总是不出先要用牵引的"长法"，将错出外突之部向其相反的方向强力牵引出来，使与上端折处相符合而按平之而已。所以说，这句诀窍，用于骨折，恰到好处；用于脱位，尚有一部分的理由；而复位方法，却非如此简单。骨折治法，说虽如此，也需要解释解释。而前面已述过之正骨不出："摸、捏、斗、凑"四字之诀，也要仔细揣摩一下。

九、伤科上之用药，有昔日所谓之秘传的固定汤头，却非一种。又视患者年龄老少，体格强弱，病情轻重而择方换药，加减应用之；虽是死法，但是活用。

十、王荣标师常云："学伤科，要得传授，要有经验，要放开胆量，才可以救人！"

[注] 以上资料摘自《万籁声伤科教范》，万士震整理，新世纪出版社，1993 年版。

附录二　万籁声卫生常识论

九九八十一，数之极也。乾九为纯阳，纯阳一数也。万事生于一而终于一。一即〇之引伸。〇即无也，无即一也。一者何，一道而已矣。道为何，一〇而已矣。人而能悟一〇圆满空澈达德，以之修齐治平不难矣。能作良医，始克作良相。盖其运用君臣佐使，小心翼翼，有时亦有毅然不顾一切之重剂，挽此沉疴。但其纯属出于爱德善念，盖无疑义。惟运用果能抵于至善与否，是即良与不良分野。良医良相，手段不同，用心则一。

病由口入，祸由口出。如欲少病，应使胃如〇之空，而气有如〇之行；如欲少祸，心应如〇之虚，而意欲如〇之平。不仅少疾疠，亦栖德长生之道也。故饮食八成饱，常感饥意为宜。人生应与大自然接近。所谓空气、日光、水者，须要在运动场上青山碧水间得之，始系永得。人生有三要素焉，一曰自卫，二曰营养，三曰卫生。自卫不仅有技术，且寓锻炼身体之至意；营养不拘于优良食品，尤在善于选择食品；卫生不仅在于一时之消毒，而尤在于时时之清洁。但今人只注重营养卫生，而特忽于自卫。屏足不出，适口适体，更养出萎顿体格，脆弱灵魂。际兹抗建图存达于世界人类大同之伟大时代，诚为落伍生活。德国大学一二年级尚斗剑。日本女子出嫁，陪衬琴一张、剑一柄。欧美之普及体育，注重锻炼，有肉搏战学校、有剑术学校、体育场、游泳池、滑雪俱乐部，以及近似体育运动场所会社设备，不下十万。每逢拳斗比赛、球类比赛，或举行大运动会，观众则人山人海，举国若狂。斯得以民气振奋，心身健康，而臻于今日强大之域。固未见似我国徒说不行，而忽视强迫之锻炼体育也。吾人仅知外人交际有舞蹈，尚不知最大宴会之后，独有斗剑；大阅兵之后，独有劈刀。今日亦有几位大学者，主张科学的头脑，野蛮的身体，又主张舞大刀，骑怒马，向森林地带驰骋为乐，但又打倒向此处锻炼之技术，而主张英人之踢足球。兹姑无论其立言矛盾浅薄到如何田地。只问发言人本身，到是有科学的头脑，究曾有野蛮的身体否？该学者主持大学教育多年，几曾见得在伊职务内，借了几匹马，令学员驰骋过？拿了什么大刀舞过一回？而不操习大刀技术，纵使大刀舞他一番，亦复何裨。是否国民体格即系骑马舞刀一番而可以健强？骑马有骑术，舞刀有刀术，斗剑有剑术，游泳有泳术。不究其术，而仅快笔头之文思顺嘴，虽属文章有九成可取，而下余一成，甚至使人将他看白了。

夫未能文武合德，复未能深体于道。忘此一○之为用，不惟不谙锻炼之自卫，且及营养养生亦忘之矣。试问不尚锻炼，虽食营养品又如何消化得？不消化即再卫生亦终当患病。矧国家富强，尚系于强劲体格与武侠精神乎？体育治病于未然，医药治病于已然。治本治标，尤宜兼重。

卫生常识无他，每晨大解，锻炼身体，食无过饱，色欲有节，酒可三成，不饮自佳，烟赌不沾，熬夜不来，余时要习拳斗、劈刺、角力、骑射、游泳等技术。再作探胜寻幽、渔猎雅兴，以代替不良嗜好，而作正当消遣。是体格不求健而自健，事不愿行而自行，家不望富而自裕，国不希盛而治隆。卫生常识系乎国运兴替。但有一件事要声明，此中可别忘了锻炼自卫卫国之技术，不然，仍系纸上谈兵，劳而无功。

（此文是万籁声老师1944年4月6日写于永安天同山福建省立体育师范专科学校。）

附录三　万籁声伤科著作简介

　　万籁声先生（1903－1992），湖北省鄂州市葛店镇人，1942年入闽，1946年定居福州。万老集"文、武、道、医、拳"于一身，是素负盛名的武术家、技击家，也是饮誉南国的伤科医生。有"武林泰斗，伤科圣手"之称。

　　万老所著《中国伤科》早已驰名海外。该书全面而又系统地阐扬了祖国伤科的整体内容。举凡跌打内外伤、新老痼疾、骨折脱位等等，对其病因病机、辩证诊断，及其治疗之理、法、方、药，无不宗于师传、祖传之秘，更与临床经验想结合，每种症候，一一详为解释，并附手法示范照。市间可配而又特效的单、验、秘方，一概摒除私密，全部公开。如介绍昔人之秘，伤科最大真传的丸、散、膏、丹，为治伤提供了有效的手段；又如收载高师秘藏的"穴位伤专方"，使虽不常见，但确实存在，而人们又束手无策的跌打损伤之治疗问题迎刃而解。

　　另一著作《万籁声伤科教范》最大的特点是揭示前人不传之秘，而重临床实效。万老融多位高师绝学于一炉，形成手术简洁、药方效奇的治疗特色，在流派纷呈的中国伤科中独树一帜。是著要言不繁，一语破的地作了翔实介绍。如一册在手，深研自通；按术揆方、操纵精纯，即可应症裕如，立收自救、救人之效。从整理收载中国伤科之精髓来看，此书可称是一部价值连城的珍贵资料，可供行家和有志此道者研究参考，亦可作为传统医学文献保存。